中医师承学堂

梦回伤寒四大金刚

——一个经方临床家解读南国经方医案

黄仕沛　何莉娜　编著

中国中医药出版社
·北　京·

图书在版编目（CIP）数据

梦回伤寒四大金刚/黄仕沛，何莉娜编著 . —北京：中国中医药出版社，2012. 12（2023.12重印）

（中医师承学堂）

ISBN 978 – 7 –5132 –1195 –6

Ⅰ.①梦… Ⅱ.①黄… ②何… Ⅲ.①章回小说 – 中国 – 当代 Ⅳ.①I247. 4

中国版本图书馆 CIP 数据核字（2012）第 244481 号

中国中医药出版社出版

北京经济技术开发区科创十三街 31 号院二区 8 号楼

邮政编码　100176

传真　010 64405721

三河市同力彩印有限公司印刷

各地新华书店经销

*

开本 710×1000　1/16　印张 15. 5　字数 214 千字

2012 年 12 月第 1 版　2023 年 12 月第 6 次印刷

书　号 ISBN 978 – 7 –5132 –1195 –6

*

定价 49. 00 元

网址　www. cptcm. com

做梦也梦见
仲圣之传人

梦回о大主刚立版
祝

邓设涛

国医大师邓铁涛为本书题词

《梦回伤寒四大金刚》，是黄仕沛先生及其团队继《黄仕沛经方亦步亦趋录》之后又一倾力之作。黄师赐吾书稿，先睹为快，荣幸之至！

岭南伤寒四大金刚，谭星缘并无医案存世，陈伯坛存世的医案也只有十几则，易巨荪虽有《集思医案》存世，但未曾有人注释，惟黎庇留的《黎庇留医案》曾经萧熙注解，何绍奇作序。其医案处处体现"方证对应"的原则，遣方用药丝丝入扣，效如桴鼓，然却未能广为流传。几年前，黄师将其视为己任，欲对四大金刚的医案进行注释，以期使岭南本土之经方瑰宝发扬光大。是书历数载之构思和准备，终于近期完稿并将付梓刊行，是吾辈经方人之幸事，可喜！可贺！

医案素材取自《集思医案》、《黎庇留医案》及20世纪50年代出版的《广州近代名老中医医案医话选》中仅有的十几则陈伯坛医案。涉及陈伯坛的性格、医德及其逸事则取自仅有的几篇回忆文章。至于书中出自各人口中的"医理"则多是来自黄师个人观点，但尽量从仲景原文出发，且避免繁冗的中医理论，力求深入浅出。

这是一部富有岭南乡土风情的章回小说，它通过一个中医博士、主任中医师的视角，通过他穿越到19世纪后的所见所闻，阐释医案，并借对医案的阐释，抒发黄师之经方观点。现代与近代贯通，回归医案之源本，再现当时临证之场景。其活泼的形式、独到的视角和见解，融知识性、趣味性、岭南地域风情与文化特色于一体，文笔酣畅淋漓，情节宕荡起伏，让人叫绝！非具有医、史、哲、人文、社科功底修炼之绝对功夫，难至于此！

是书以岭南伤寒四大金刚之医案原型为背景，将黄师观点贯穿其中，是一部难得的中医经典运用创新之作。同时，对丰富和推动岭南中医文化发展必将产生积极而深刻的影响。

随着中医热、经典热、伤寒热之掀起，中医学术经验传承与中医师承教育的进一步推行，以黄仕沛先生为核心的经方研究团队，彰显出创新进取、务实精干之风范和氛围，值得效仿和学习！

我与黄师相识、相知，也是因于广州"全国经方临床应用高级研修班"的机缘，亦师亦友。黄师深厚的中医功底和文化素养，执著的进取精神和卓越的经方疗效，让人敬之！仰之！

愿黄师带领的经方团队更上一层楼！愿是书带给经方人别样的清新典雅的精神愉悦和享受！是以为序。

广州中医药大学 李赛美

2012 年 8 月

（李赛美教授为广州中医药大学教授，博士生导师，伤寒论教研室主任，经典临床研究所所长；中华中医药学会仲景学说专业委员会副主任委员，广东省中医药学会仲景学说专业委员会主任委员）

　　我与仕沛贤弟相识相知五十载，实属不易。一年前，我曾为其著作《黄仕沛经方亦步亦趋录》作序，现在又作为仕沛贤弟师徒新作的第一个读者，我觉得非常荣幸。

　　此书凝聚了他们师徒对经方医学的热忱，字里行间流露出他们师徒作为土生土长的广州人，对"中医文化"以及"广府文化"的深厚感情。仕沛贤弟在"耳顺"之年，将届"古稀"，仍致力于对经方的挖掘与推广，这正如一位著名粤剧剧作家何建青先生题赠与他的《儒医行》中所说："医中之豪不愁老，挥笔操琴有壮心"，着实令人敬佩。

　　书中以萧遥和孟飞跟随四大金刚学医的故事为主线，贯穿了对清代"岭南八景"的描述，对广州民俗民风、戏曲音乐、饮食文化的介绍。翻开这本书，我就如同跟随着萧遥和孟飞一起去找寻老广州共同的回忆一般。童年时，我和小孩子们一起在荔枝湾畔，荔基鱼塘旁玩捉迷藏时的情景，至今回想起来依然是那么的美好。"飞机榄"、"鸡公榄"、"艇仔粥"的叫卖声，似乎已经离我们远去，却深深地印在了我们心底。悠扬的粤乐声告诉世人，我们广州人有我们的"广府文化"。

　　广州历代名医辈出，他们的很多医案、轶事却未能广为流传。岭南伤寒四大金刚，除了陈伯坛以外，其他三位的生平事迹我们已经知之不多了，谭星缘的医案和著作也已经失传。在这个时候，对四大金刚的医案进行整理、注释工作，使此岭南经方瑰宝不至于在历史的长河中淹没，这对岭南中医文化的保存和传播，将起到非常积极的作用。

此书以小说的形式，活泼的文笔，把读者带到四大金刚身边，使读者可以身临其境般地跟随四大金刚看病。又通过他们的交流讨论，带出仕沛贤弟自己的经方观点，深入浅出，可见作者的独具匠心。书中对医案的注释，虽为作者本人的理解，但并无大段说理，牵强附会，均以贴近仲景原意，"方证对应"为原则。致力学习、运用经方者读之，定能大有裨益。

我与仕沛贤弟都是中医学徒出身，深知师承教育对中医传承的重要性。黄仕沛师徒结缘三载，我作为他们的见证人，见其在短短的三年间能有今日的成果，感到非常欣慰。余虽不才，乐为斯序。

陈建新
2012 年 8 月

（陈建新老中医是黄仕沛早年同学，中医副主任医师，广州市越秀区中医学会学术顾问，名誉理事长）

主人公孟飞，40 岁上下，新会人，是中医博士，广州某三甲医院的急诊科主任，主任中医师，他因参加急诊年会回到新会，并拜访了他读本科时的室友，他的同乡萧遥。他虽曾读过不少中医的典籍，但是课堂所学与临床所见之间的矛盾，使他对中医的疗效产生质疑。在与萧遥的谈话中，萧遥给他讲述了经方家的遣方用药原则，与经方治病的确切疗效，特别是四大金刚以升麻鳖甲汤治疗鼠疫，在广州甲午年鼠疫大流行中愈人无数的事，引起了他对经方的兴趣。萧遥趁他酒醉后，把他催眠了，使他的意识穿越到 1893 年的广州，从而开始了他在四大金刚身边的学徒生活。

他先是到了易巨荪的集易草庐，开始的时候，他认为"古方不能治今病""南人无伤寒"，而且他认为易巨荪"方证对应"的辨证思路是"小众"的，机械的，违背中医辨证论治原则的。他想方设法，希望可以回到 21 世纪。但当他亲眼看见易巨荪诊病的效果，并听了易巨荪在灯下讲解之后，经方治病的疗效，以及经方家的辨证准确、组方严谨，使他的观点开始有所改变。

其后，萧遥也穿越到 19 世纪，并进一步向孟飞讲解，《伤寒论》的方是经过历代实践证明的高效方，现在的人不愿、不敢、不会用经方，是因为他们未能体味仲景原意而已。萧遥进一步阐述了仲景的组方用药原则，并告诉他，我们读仲景书应该根据临床，以**论解论**，条文前后互参。自此他开始逐渐接受"方证对应"的辨证思路。

萧遥在集易草庐中，经历了易巨荪师徒问对讲解小柴胡汤、易巨荪和黎庇留同用大柴胡汤治病、四大金刚烹狗论扶阳。并见易巨荪用生姜泻心汤、旋覆代赭汤、大承气汤、大陷胸汤等经方治病，还听易巨荪论及温病和伤寒之争，使他完全接受了经方家"方证对应"的辨证思路，立志要好好学习经方，希望拜易巨荪为师。时光飞逝，孟飞在集易草庐渡过了一个难忘的春节，此时已经是 1894 年了。

易巨荪拒绝了孟飞拜师的要求，并把他介绍到黎庇留的崇正草堂。在崇正草堂，孟飞和黎庇留非常投契。黎庇留除了带着他看病，还深入浅出地跟他讲了四课。第一课：辨证的重要性；第二课：扶阳剂进退之诀；第三课：养阴药的使用；第四课：辨当下与不当下。黎庇留还带着他参加了两次四大金刚的聚会，这两次聚会讨论的分别是小柴胡汤和吴茱萸汤。自此，孟飞茅塞顿开，对经方的疗效深信不疑。

在黎庇留的介绍下，他结识了番禺学宫的隐士黄先生。后来他才得知，黄先生和萧遥早就相识，是黄先生教会了萧遥如何穿越之法。在黄先生和萧遥的帮助下，孟飞穿越到 1899 年，他在陈伯坛的医馆当学徒，跟着陈伯坛看病，他被"陈一剂"的医德和医术以及对中医的热忱震撼了。

当他回到 1894 年时，鼠疫爆发了。由于医疗卫生条件落后，一百年前的广州对鼠疫几乎是不设防的，这次鼠疫流行，广州死了十万余人。以易巨荪为首的伤寒四大金刚，通过对鼠疫患者症状的观察，并通过查阅《伤寒杂病论》《外台秘要》《千金方》《诸病源候论》等著作，认为当时的鼠疫极似《金匮要略》中的阴阳毒，应以升麻鳖甲汤治疗，并设十全医局赠医施药，愈人无数。

最后，孟飞在萧遥的帮助下又见证了陈伯坛治疗两广总督谭钟麟、民国内阁总理唐绍仪的外侄孙。见证了陈伯坛办学育人，以及医星陨落，万人空巷路祭名医的感人场面。他终于成为了经方的信徒，明白经方是中医之光，决心把研究挖掘经方、传播发扬经方作为自己毕生从事的事业。

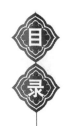

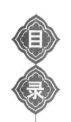

第一回：访友把酒论经方

2011年12月，一个冬日的早晨，阳光明媚，蔚蓝的天空中点缀着朵朵白云，广珠城轨上，坐着一个40岁上下的中年男子，身材高挑，戴着金属框眼镜，清秀的面庞略显苍老。可能是工作压力的缘故，头发已经斑白，黑色格子纹的外套，深蓝色的衬衫，一派学者的风度。

他叫孟飞，广州某三甲中医院的急诊科主任，中医博士，他们医院最年轻的主任医师。他身边坐着他的研究生小吴，他们俩是去新会市开急诊学会年会的。

此时，孟飞正点着手里的iPad上网。突然，他被网上一段文字吸引住了。"城厢地方瘟疫大作，两月之久仍未止息，且传染之速，尤觉日甚一日。常有宴饮之际，席未终而身已亡，谈笑之余，音尚存而魂已散。疫症出于俄顷，药石无所用之。"（这是100多年前，上海《申报》关于当时粤港鼠疫大流行情况的描述。）

孟飞跟身边的小吴说："小吴啊，网上讲的这段瘟疫，来势汹汹，比我们2003年的"非典"有过之而无不及。疫情总是在我们不经意间袭来，如果不能妥善地应对，那必将酿成人间浩劫。天灾面前，我们急诊科医生作为第一道防线，必须练就过硬的本事，还得有一副好身板。小吴啊，你还年轻，一定要好好努力。"小吴顺着孟飞的话说："主任，我听科里的老师说，当年您是抗非英雄，我一定会以您为榜样。"

说完，小吴看了看孟飞所指的那段报道"哎，您看下面这一段。"小吴惊奇地叫起来，孟飞顺着小吴指的方向看去："1894年时流行着一句话：省港大鼠疫，中医当救星……几位伤寒派医家谭星缘、黎庇留、易巨荪合议本病，认为其表现与古典医著《金匮要略》中的'阴阳毒'

有相似之处，于是以该书中升麻鳖甲汤主治，重用升麻，颇为成功……甲午期间用升麻等药治鼠疫，黎庇留谓治疗百人中得生还者约有七八十，谭星缘则云只有百分之六十。"

他看完以后皱了皱眉头，将信将疑地说"中医治鼠疫，行不行啊？升麻鳖甲汤，我没见什么人用过。"在此二人讨论的时候，城轨已经到达新会站，师徒二人急忙收拾好东西，下车前往会场。

会议已经开始了，但是孟飞一踏入会场，马上就有两三个工作人员围了过来，笑容可掬地说："孟主任，辛苦了，非常高兴您能来指导。"孟飞礼貌地应酬了一下来人。作为医院最年轻的主任医师，急诊学会的常委，他早已习惯了各种恭维。其实他本是一个很低调、喜欢清静的人，对这种殷勤和恭维，他甚至已经有点腻烦了。他和小吴找了一个靠后的座位坐下。今年的年会并没有太多的新意，孟飞仔细地听完了第一天的交流，这是他多年的习惯。他认为，从别人的研究经验中，总是可以找到可借鉴的东西，无论是成功的经验还是失败的教训。

晚上，他安顿好小吴，便乘车去找一个老同学。

他的这个同学叫萧遥，他们是同乡，新会人，读本科的时候住上下床。在那段青涩而美好的青春岁月里，年少轻狂的他们是最好的朋友，他们一起谈古论今，一起研究医理，一起站在宿舍的阳台弹吉他。当年会弹吉他的大学生并不多，他们是男生宿舍的一道亮丽的风景。还记得他最喜欢弹《外婆的澎湖湾》，萧遥则经常弹唱许冠杰的歌。

萧遥毕业的时候分配回新会，他则继续读书。十多年了，虽然相隔不是很远，但是因为工作忙，见一面并不容易，他起码有三四年没见过萧遥了。

到了萧遥家，萧遥便把他领进了书房。萧遥和他的老同学相比显得年轻健壮，金丝眼镜，浓眉大眼，一身白色的运动装镶着金黄色的衣领很有活力。

萧家的书房是非常雅致的，门对面是一个仿古四门大书柜，里面装满了书，最吸引人眼球的是萧遥四处淘来的线装书，蜡黄纸张的旧书，一本一本地用密封胶袋装好，并分类摆放。其他大部分是研究《伤寒论》的书，还有《临证指南医案》《医宗金鉴》之类的医书，另外还放着些哲学书、明清小说、字帖、乐谱之类。

书桌后面的墙上挂着萧遥自己书写的匾额"品茶论经"，旁边挂着萧遥的另外两幅书法作品，一幅是一首诗："双眸初倦夜方阑，皓首穷经笑互看。岭海流风元不忝，冈州清气得来难。人如麟角光医史，书似骊珠扫异端。信否南阳曾复活？一枝好笔解伤寒。"另外一幅是这样的两句："但愿人皆健，何妨我独贫。"

书桌对面是萧遥和朋友品茶、饮酒的地方，窗台上还放着一盆兰花，陈设也十分雅致。

孟飞不禁想起了当年，他和萧遥没什么事的时候，就闭门读一些医学典籍，《内经》《伤寒论》《温病条辨》之类他们都读得很熟，还研究过一些名家的医案。年轻时孟飞还多次因此受到他的硕士和博士生导师的赞赏。

萧遥自年轻时就喜欢舞文弄墨，没事的时候读读诗、写写字。这些年，孟飞每次见萧遥，都发现他的书法有明显的进步。萧遥还喜欢收集古医籍，经过多年的积累，现在四门大书柜都被书堆满了。

孟飞赞叹到："老萧，你可是一派儒医的风度。我们新会以前有明代大儒陈白沙，戊戌变法的梁启超，名医陈伯坛，现在可是又出了你萧遥这样的人物。"

萧遥笑容可掬地说："老孟，见笑了。你大主任是事忙，要管着科里一大摊事，还要负责几个省级、国家级的课题，不容易啊。你可是我们班里最有作为的。我们小医生，比较空闲，自己给自己找点乐子。"

"老萧，咱们老朋友了，你还取笑我。"孟飞嘴上虽是很谦逊，心里却是十分高兴，这样的恭维话他听过很多，但是出自萧遥之口，着实让他非常自豪，这十几年来，他能有如此成就，可是付出了超过常人的努力的。

萧遥指了指"品茶论经"的牌匾说："我们老朋友多年不见，可不能品茶，要喝酒，一醉方休。"语毕，拿出一瓶珍藏的茅台，开始给孟飞斟酒。

酒过三巡，孟飞指着"品茶论经"的牌匾问萧遥："老萧，你的字可是越写越好了，可这'品茶论经'是什么意思？你是要学陈白沙，当个老儒生啊。"又指指旁边那幅'但愿人皆健'说："你大有一种'众生度尽，方证菩提，地狱未空，誓不成佛'的气势啊。你这几年在研究《伤寒论》吧？近年是经典热，经方热，也热到你这里啦？"

萧遥呷了口酒，又给自己和孟飞斟上，笑眯眯地说："知我者，莫若你孟飞兄。这两句是清末民初，浙江名医范文甫写的，此老一身傲骨，我十分钦佩他的这种悲天悯人的情怀，所以一直把这两句诗作为座右铭。另外这首诗是已故广州市名老中医吴粤昌为纪念陈伯坛写的。"

孟飞当年就听萧遥提过："陈伯坛是新会人，甲午科第七名举人，此后不再求仕，立志医业。他是清末民初的名医，以大剂著称，曾治疗过两广总督谭钟麟，又因治民国第一任内阁总理唐绍仪外侄孙而名震粤港。他还致力于著书和讲学，他的学生有很多后来也成了粤港一带的名医。陈伯坛是研究《伤寒论》的，《伤寒论》是东汉张仲景的书，张仲景是中医辨证论治的鼻祖，学习中医的人，没有不学习《伤寒论》的。"

孟飞问到："他这'一枝好笔解伤寒'指的就是陈伯坛的《读过伤寒论》和《读过金匮卷十九》？"

萧遥点点头，回答："你还记得我们读书的时候，曾经读过曹颖甫的《经方实验录》吗？你觉得曹颖甫和其他一些研究《伤寒论》的人有没有区别？"

孟飞笑着说："记得啊，不就是那个曹承气，江浙名医，脾气很倔，后来因为制止日本兵强奸妇女，死在日本人手上。当时我们一起看了好几天他的书，都没摸清他的用药思路。研究《伤寒论》的人太多，太阳、少阳、阳明、太阴、厥阴、少阴这六经，我可是搞了多年都没搞清楚。这些年，一忙起来，就更没心思搞这些了。我们这些凡夫俗子可不像你，怕是永远也难以弄得明白啊。"

萧遥又呷了一小口酒，语重心长地说："老孟啊，说句实话，你是怎么看待今天的中医的？现在的中医看病总是开一堆检查，开一堆西药，中医不过是一种摆设。大家开口闭口谈指南、课题，大把大把的时间用来研究老鼠，而不是研究人。你认为，离开了西药，有几个中医可以用纯中药治好病的呢？"

孟飞收起了笑容，心想：是啊，今天大会交流的大部分都是动物实验。不过急诊科，都是些急危重症，中药也没有什么用武之地。回想年轻时候的他，那时候没有妻子、孩子，也没有银子、房子、车子，他和萧遥经常扎在书堆里面，寻找中医治病的奥秘，希望有一天能成为叶天士、曹颖甫那样的名医。十几年来，通过系统的临床轮训，他的抢救技能、对规范化诊疗方案的掌握、科研能力，完全可以和西医拼一拼。可是，多年来忙于业务、职称的他，已经没有多少时间研究经典了。虽然也开些中药，做些关于中医的课题，天天跟下级医生说要做"铁杆中医"，但如果说到中医药的疗效，已经没有多少信心了。肺炎、哮喘能不用抗生素、激素吗？心衰可以不强心、利尿吗？离开了西医，中医是寸步难行。人无两度再少年，对中医的热情，似乎就像是年轻时的梦想，已经和青春的岁月一起离他远去。萧遥这个一针见血的问题，刺痛了他的心。

他叹了一口气，给萧遥斟上酒，无奈地说："外界对中医科学性的质疑，西医疗效对中医的冲击，使中医的发展确实举步维艰。科学不断发展，新的研究成果不断取代旧的，中医要发展，要提高疗效，绝不能停留在故纸堆里面。古人诊病的思路和方法我们可以学习，但是他们的很多经验是有时间、地域的局限性的。'古方不能治今病'、'南人无伤寒'。"

听了这话，萧遥激动起来，站起来嚷道："没有继承，谈什么创新。有时间、地域局限性的是那些脱离了临床实际的中医理论。世易时移，病名会变化，病人的症候群是不会变化的。千百年来，能治好某一症候群的名方，到了今天遇见同样的症候群，就治不好了吗？你听过清末民初，广东的伤寒四大金刚吗？除了新会的陈伯坛，还有鹤山的易巨荪、顺德的黎庇留、南海的谭星缘。易巨荪的《集思医案》、黎庇留的《黎庇留医案》，里面的案例纯用仲景的原方，疗效非常好，一两剂就治好了病，这些医案里就不乏急危重症。当时又不评职称，出书也不赚钱，绝对不会造假，这些医案就是中医疗效的明证。同时期，还有我们当年看的《经方实验录》。广州、上海当然是南方，清末民初离张仲景的年代也相差两千多年。那么，又怎能说'古方不能治今病''南人无伤寒'呢？"

孟飞似乎在哪里听过四大金刚的名字，但是怎么也想不起来。

萧遥看了看他，继续说："1894 年 2 月，广州爆发了一场大规模鼠疫，至 5 月已导致超过 5 万人死亡，甚至有报道，最后的死亡人数在 10 万人以上，占当时广州人口的 10%。这次鼠疫还蔓延到香港，香港三分之一的人口离港返粤。最后港英政府宣布的死亡人数也在两千人以上，成为香港开埠甚至有记录至今最多人死亡的瘟疫。四大金刚在这场鼠疫中救活了很多人。"

孟飞终于想起来了："哦，我今天在车上就偶然翻到了关于他们的报道。中医治鼠疫，我倒是很想知道这个是怎么回事？"

萧遥看孟飞开始感兴趣，反倒卖起关子来，他问孟飞："老孟，你知道什么是经方，经方和时方有什么区别？伤寒派和经方派有什么区别？"

孟飞一时想不起来，于是摇摇头。

萧遥坐下来，慢慢说道："经方即是经典方、经验方，是经过反复实践的高效方，注重的是疗效，并没有太多理论推导。唐宋以前的方多是经方，仲景的方是经方最重要的组成部分。时方则是按照一时一地的经验，按照理法方药的原则推导出来的。经方相比时方，其优越性在于其严谨的结构和已经被历代反复验证的确切的疗效。伤寒派就是那些研究《伤寒论》的人，经方派则是指一些使用经方的医生，他们注重临床，按照张仲景的组方用药原则治病。用仲景的方治疗与这个方描述的临床特征相对应的病，而不是拘泥于空谈理论。我这匾上'品茶论经'的'经'指的是经方的使用，而不是《伤寒论》的理论研究。不会用来治病，理论研究得再好，不过是纸上谈兵。"

孟飞笑道："依你所说，伤寒派和经方派的区别就是研究型和实战型的区别。不过，不谈理论，不讲理法方药，我实在无法接受。"

萧遥马上反驳道："我们不反对研究，不反对理论。如果理论能够联系实践，自然可以给我们的实践提供很多指导。我们反对的是脱离实践臆测出来的理论。理论是对现实所见的归纳总结，理论是重要，但是理论再重要也不如切切实实地研究临床所见重要。我说的是，在我们研究理论的同时，应该花更多的时间好好研究我们临床所见的东西。历代经方家无论是用什么理论解释仲景，都是老老实实地用经方治病。如陈伯坛，他的'一支好笔'是用六经、运气的理论来解释伤寒的。但他的成名不单因为他的书，更因为他用经方治病的疗效。他和那些只是研究理论，一下手就用时方或者号称用经方却用大量同类中药堆砌的医家是截然不同的。"

萧遥停了一下继续说："鼠疫杆菌就是在 1894 年这场鼠疫后发现的，鼠疫爆发的时候，人们还不知道可以用链霉素治疗，所以治疗全靠中医。如果四大金刚拘泥于后世升清降浊、君臣佐使的理论解释的话，肯定不会用升麻鳖甲汤的。升麻鳖甲汤是《金匮要略》的方，治阴阳毒。'阳毒之为病，面赤斑斑如锦纹，咽喉痛，唾脓血'，'阴毒之为病，面目青，身痛如被杖，咽喉痛'，据报道当时的那场鼠疫是腺鼠疫，而不是肺鼠疫，其临床表现和升麻鳖甲汤证非常相像。国学大师章太炎对《伤寒论》也很有研究，在《章太炎医论》里面也有'鼠疫即阴阳毒并治法'的论述，真是英雄所见略同。这方里升麻其实并不是为了升清，根据《神农本草经》的记载，升麻有解毒的功效，仲景用升麻，如升麻鳖甲汤、麻黄升麻汤都是用于解毒的。现代的国医大师裘沛然也有用升麻解毒的经验，裘老不但用升麻解毒，且不认同升麻能升

第一回 ❧ 访友把酒论经方

7

清。经方是中医之光，实实在在地用经方来治病是提高中医疗效的关键所在。"

孟飞连连点头，喝了口酒，又给萧遥和自己斟上，才说："'结交须胜己，似我不如无。同君一夜话，胜读十年书'。老萧，你说的有道理啊。你赶快再给我讲讲。"

萧遥喝了口酒，说："孟飞，你以前不是很喜欢看张锡纯的《医学衷中参西录》吗？《医学衷中参西录》转载了刘蔚楚《遇安斋证治丛录》中的一段医话，应该是指那次疫症，当时引发了中医界与西医的一段纷争：'前约二十年（即清朝末季）香港鼠疫流行，沿门阖户，死人如麻，香港西医谓中医不识治疫，请港政府禁绝中医，各中医求东华院绅联谒港督华民政务司，请选西绅院绅十人为监督，以病疫者发授中、西医各半，表列成绩，不尚空谈，一考，中医治效超过之，西医不服，二考，平均以百分计，西医得三十余分，中医竟超过六十分，中医赖以保存。'由此可见中医药在治疗上世纪那场鼠疫中的贡献。"

萧遥已经喝得脸红耳热了，他站起来，踱了一下，又说："历代注释《伤寒论》的医家有很多，但是能真正阐释仲景原意、用好伤寒方的人并不多。就像《读过伤寒论·序》里面说'注伤寒无异于删伤寒'，过多的臆测的理论有什么用？《伤寒论》的方，其实组方是很严谨的，每味药都有确切的主治范围，你看《伤寒论》第64条：'发汗后，其人叉手自冒心，心下悸，欲得按者，桂枝甘草汤主之。'桂枝甘草汤就是桂枝类方的基方，从这一条可以看到，桂枝是治心悸的。由桂枝甘草汤组成的桂枝加桂汤、苓桂术甘汤、炙甘草汤等，都可以治心悸。宋·许叔微《伤寒九十论》有一叉手冒心案：他治的是住在吉水城南的一个姓谭的商人，病了八九日，心下惕惕然，常以两手扪心，身振振动摇。其他医生认为是心痛，治了好几天都无好转。许叔微认为这是汗出过多所致，与《伤寒论》第64条之证相同，先后予黄芪建中汤、真武汤及桂枝甘草汤治疗，渐得平复。《经方实验录》的炙甘草汤案中，姜佐景曾有这样的论述：'余用本方，无虑百数十次，未有不效者。'又引陈伯坛医案一则：'唐君居春申，素有心脏病，每年买舟到香港，就诊于名医陈伯坛先生。先生用经方，药量特重，如桂枝、生姜之属动以两计。大锅煎熬，药味奇辣，而唐君服之，疾辄良已。'可见经方的疗效是可以重复的。"

孟飞不禁为之叹服，自己虽然是中医博士、主任医师，可是就中医水平而言，确实远不如这位同窗好友。他忙给萧遥斟酒，催促萧遥继续说。

萧遥又呷了一口酒，说："仲景组方的严谨性还在于他每加减一味药，都有必须加减的道理。我所说的这些经方家，遣方用药都恪守仲景的法度，不妄加减一味。那些所谓的研究伤寒的人，'宁师其法不泥其方'，说是用经方，其实在原方基础上加一大堆药，动辄十几味，其实是心无定数，根本没有掌握仲景的用药规律。"

孟飞继续给萧遥斟酒，接着萧遥的话说："你说得很对，如果选对了最主要的几味药就不会用大方，但是能选中最主要那几味确实很难。以前，我曾听说一些老医生开方总是五六味，我是十分佩服的。就当年我们看《经方实验录》，那位曹老用药，药味就很少。不过，听说经方派的医生用药，药量都很大。"

萧遥呷了一口酒，答道："药量大是相对而言的，仲景方同类药一般不会重复使用，所以单味药的用量比较大，不过，药味少。而那些一开就十几味药的医生，一剂药合起来算，药量更大。"

孟飞又追问道："经方并不能解决所有的临床问题，那怎么办？"

萧遥继续回答："我们不排斥其他方，经方未必能解决全部的问题，但是我们希望可以用经方解决尽可能多的问题。前面讲的那个范文甫也是一个经方家，在他的医案里我们也可以看到很多时方，效果也很好。我们说读经方要排除其他理论干扰，是因为仲景之学本身是一个独特的体系，仲景组方并不源于后世理论的推导。所以我们要学经方，首先要排除后世理论的干扰和误导，再者一个人的精力有限，我们要先把所有的精力放在研究经方上，希望可以做到深入挖掘。很多人说经方治

第一回 ❀ 访友把酒论经方

9

不好病，其实是因为他们辨证不准确或是根本没有掌握好各首经方的主治范围，也就是没有真正读懂仲景的原意。我们先用好了经方，再谈由约返博，否则只会顾此失彼，一无所获。莫道经方无应期，只因未到鞭辟处。"

听了萧遥这些话，孟飞感叹道："老萧，士别三日，当刮目相看，听君一言，使我茅塞顿开。你说经方是提高中医临床疗效的关键，你继续给我说说经方的案例，好吗？"随后萧遥又给孟飞讲了很多四大金刚的医案和故事。

他们畅饮到半夜，仿佛回到了"醉眠秋共被，携手月同行"那种年少轻狂的年代，还唱起了筷子组合的那首《老男孩》："……青春如同奔流的江河，一去不回来不及道别，只剩下麻木的我没有了当年的热血……当初的愿望实现了吗？事到如今只好祭奠吗？任岁月风干理想再也找不回真的我……这里的故事你是否还记得，生活像一把无情刻刀，改变了我们模样，未曾绽放就要枯萎吗……"

孟飞一边唱一边陷入了沉思，此时萧遥拿出一个吊坠，在孟飞面前晃来晃去，并喃喃地说："星移斗转，梦想飞翔……"接着像变戏法一样，拿出一根敲木鱼的棍子，突然在孟飞头上一敲，就这样，带着醉意的孟飞失去了知觉。

萧遥的葫芦里卖的是什么药？欲知后事如何，且看下回分解。

第二回：穿越时空到西关

上回讲到孟飞和同学萧遥酣饮到深夜，突然被萧遥用小棍子一敲就失去了知觉，浑浑噩噩间，就像进入无穷无尽的时光隧道。

"施主，施主，您醒醒，您怎么睡到这里啦？"孟飞突然给一个小和尚推醒了，耳边还传来阵阵寺院的钟声。睁眼一看，已经是清晨，自己正躺在一个寺庙的门外，身旁站着一个十二三岁的小和尚。孟飞想，不会在梦里吧？他拍了拍脸，狠狠地掐了一下大腿，把大腿都掐红了，这才确信这不是梦。

孟飞心里暗暗骂着萧遥，那家伙不知用什么妖术，敲木鱼的棍子一敲，把我敲到寺庙来了，让我出家吗？再低头一看，怎么自己穿着一件破旧的灰色长袍，这可是清朝的打扮，再摸摸头，还留辫子了，孟飞都气炸了。他又开始害怕起来，这是哪个时空啊？自从《魔幻手机》《步步惊心》等电视剧在国内热播，中国出现了穿越热，有穿越小说、穿越电视剧、穿越电影，现在怎么自己也穿越了？

他定了定神，问小和尚："小师傅，请问这是何地啊？"小和尚双手合十，道："此地乃广州城内的名刹，光孝寺。"

光孝寺传说是六组慧能受戒的地方，广州城里有名的古刹，素有"未有羊城，先有光孝"之说。哦，回广州来了！比广珠城轨还快！

孟飞继续问："现在是哪一年，哪个朝代啊？"小和尚不解地看着孟飞，孟飞只好又问："小师傅，不好意思，现在是哪个皇上在位啊？"小和尚见孟飞问了这么多奇怪的问题，有点害怕，结结巴巴地说："光绪爷……光绪十九年……"

此时，一个穿着黑色长衫的长者踱着方步走了过来，看样子大约五十开外，矮个子，干瘦身板，皮肤黝黑，花白的胡子，满脸皱纹，表情木讷。

小和尚看见他就像看见了救命的稻草，高声叫道，"易施主，易施主。"那位易施主看着很严肃，但其实是个热心肠的人，小和尚一叫他，便走了过来。小和尚拉着他，嘟嘟囔囔地说"易施主，我一早开门打扫就看见他，他说话颠三倒四，您是名医，快给他看看啊。"

孟飞暗想："广州，光绪十九年，就是1893年，一个姓易的名医，难道是易巨荪？萧遥那小子，说'斗转星移，梦想飞翔'，难道就是让我会一会这四大金刚，让他们给我受戒，让我也成为经方的门徒？已界不惑之年，竟踏上了这样的冒险之旅，孟飞心里其实十分没底，但既来之，则安之，他也只有强作镇静。他转念又想：看看以前没有西医参与的情况下，老中医怎样看病，也不是一件坏事。"

于是说道："我是从南洋回来的，平时在药铺抓个药什么的，在那里待腻了，想回来投亲谋个事做，谁知亲没投成，反遇了劫匪，抢了东西不说，还把我打晕了。"

那个易施主点点头："哎，真是时运不济，你是要谋个事吗？我姓易名庆堂，在西关小半甫开了间'集易草庐'，现在还缺一个打杂的伙计，先生贵姓，可愿屈就？"

庆堂就是易巨荪的字，巨荪是他的号，不出孟飞所料，此人就是伤寒四大金刚之一的易巨荪。孟飞连连说"我叫孟飞，易先生，您可是雪中送炭啊。"就这样，孟飞跟易巨荪回到西关的集易草庐，当了一名打杂的伙计。这位本来已经春风得意的主任医师，平时下级医生对他都是毕恭毕敬的，他真的能安心在集易草庐"深造"吗？萧遥这次跟他开的玩笑真够大的。

广州西关是个闻名遐迩、妇孺皆知的地方。此地为什么叫西关？清·罗元焕的《粤台征雅录》记载了西关地名的得来，"羊城西郊外，其地统名西园，即俗称西关也。"西关在当时的广州虽是城郊，四处是农田，但因为这里是有"第一商埠"之称的十三行所在地，所以也是十分繁华的。

　　早在鸦片战争打开中国的国门、通关口岸越开越多之前，清朝初年闭关锁国的时候，广州西关十三行一带就是唯一允许与外国人通商的地方。清朝末年，大批各色各样的洋人利用坚船利炮换来的特权，跑来广州办公司淘金。所以十三行是西方文化传入最早的地方，有"第一商埠"的美誉。那些和外国人交易的商人、实业救国的支持者、最早的海归们，他们的生活方式也是非常西化的。当时广东各地也有很多人因生活所迫背井离乡，下南洋去谋生。易巨荪听说孟飞是从南洋回来，所以看他与当时有点格格不入的语言和举止，就一点也不觉得奇怪了。

　　当时的西关一带除了是广州的商贸中心，还聚居了大批的名中医，冼基就有"医生街"的美称，就像北京路附近号称"书院街"一样。

　　当时广州已经有西医的传入，恰巧，国父孙中山先生和好友陈少白也在孟飞穿越到西关的这一年，即 1893 年，在冼基设了冼基中西药局。但是，当时的民众还不能接受西医的打针、开刀等治疗手段，所以中医还是医疗行业的主力。

　　这集易草庐就是西关众多医庐中的一座，小半甫古老街道里一座不起眼的小宅，一座名副其实的草庐。前面是医庐，中间是天井，后面是易家住的地方。

　　医庐虽说简朴，但也具备古老西关大屋的各种特征，传统的石脚青砖，砖木结构，门口外为矮脚双扇门，中为趟栊，内为大门。

　　孟飞看了看这矮脚双扇门很是奇怪，于是向邻居的老人打听。老人告诉他，这叫"脚门"，首先由于南方天气炎热，脚门便于通风，但还有这样一个典故，当年奸相严嵩被贬为民，皇上御赐金饭碗行乞。人们憎恨严嵩，但又碍于金饭碗是皇上所赐，不敢不施舍。后来广州人特做了这"脚门"，屋内的人便看不到严嵩手持金碗了。

　　西关这个地方，真是不简单，这里的中医和其他地方有什么不同呢，让我们先在医庐参观一下，感受一下易巨荪行医的环境吧。

　　医庐内有几个满州花窗，靠门的左边是易巨荪看病的地方，一张黑色木长方桌，上面是文房四宝，最醒目的是一方雕刻精美的端砚。案头还有一本赵开美小字版的《伤寒论》，右边则是候诊区。

这宅子的后院还有一个小花园，里面种满了兰花，那可是易巨荪最宝贝的东西，他平时少言寡语，看完病没事的时候，就一个人躲到后院弄弄花，品品茶，这是他最大的业余爱好。

大家读到这里，是否觉得品茶弄花的嗜好跟一个人很像？不知道大家是否记得，萧遥书房的匾额是"品茶论经"，说明萧遥也喜欢品茶，而且他的书房也有兰花。这里面的因缘我们暂且不说，还是继续说我们的主人公孟飞。

孟飞也看过不少现代的名中医看病，其中很多是要300块挂号费的专家们，甚至一些"国医大师"。古人说，凡欲为医者，当发三大愿：一愿必精通方术以活人；二愿将独到经验以授徒；三愿有医学名著以传世。当年他和萧遥就曾根据这个归纳出这样一条规律：要成为名医，如果家学渊源那是最好的，但首先要有一两条针对某病行之有效的秘方，拥有一个固定粉丝群体。如果看好一些别人治不好的疑难病，或者治好了个把名人，那就是一个极好的宣传，可能从此就声名大噪。但是做到这些还远远不够，一般的名老中医要成为在全国都有影响的国医大师，甚至像金元四大家、叶天士、吴鞠通这样流芳百世的名家，还需要很多的努力。首先要著书，还要有一套自己独树一帜的学术思想，主火主痰，补土攻下，搞出来一个卫气营血还不够，还要弄出一个三焦传变。其次还要授徒办学，这么一炒作，一代名医就横空出世了。

孟飞在一旁观察，这易巨荪除了病人比较多、口碑比较好之外，并不具备这些名医的一般特征。除了《伤寒论》，他平时很少翻其他医书，也从来不像其他老中医，一谈起中医理论，就滔滔不绝。除了看病，没事的时候也不授个徒讲个课什么的。

他开药一般都是6~8味，多是麻黄汤、桂枝汤、四逆汤之类辛温的伤寒方，经常也会用小柴胡汤这样的和剂，或者半夏泻心汤之类寒热并用的方，基本上是原方，不加减。没有见到什么与众不同、有可能归纳成理论的东西。

不过易巨荪的病人在那个年代算是很多的了，平均每天有20个左右，不但广州城区里的病人喜欢找易先生看病，四乡的病人也常慕名而来。那个时代，医生不但在自己的医庐看病，很多时候要出诊，所以说，易巨荪每天可以看20个病人，那已经是很多的了。

他看病先是打量一下病人，再询问情况，最后进行必要的查体和看舌诊脉，每个病人大概花十分钟左右。他这样的看病速度，在现在来说也算是比较快的了。

孟飞曾经听老医生们说过，伤寒派的医生用药辛烈峻猛，经常造成如王叔和所说的"桂枝下咽阳盛则毙，承气入胃阴盛则亡"的情况，特别是在南方。而且，这些医生一般脾气都很倔，很容易得罪病人，所以在医院往往会坐冷板凳。

研究《伤寒论》的人很多，中国人都讲究出身门第，崇古尊贤。深受儒道两家思想影响的中医，也是开口闭口立足经典，继承前人。老中医们一谈中医理论，就会扯上很多相关的经典条文。满口《黄帝内经》《伤寒论》条文，会给人一种有深厚中医理论基础的感觉，孟飞当年就是这样博得他的硕导、博导的青睐的。

不过真的用伤寒方，就不行了。首先，"古方不能治今病""南人无伤寒"，而且伤寒方药性峻烈不好掌握；其次，药味太少，哪有经济效益？病人看见处方药味这么少，也很可能会质疑医生的专业性；再者，只是用别人的方，怎么可以有自己在学术上的独特创见？因此"师其法而不泥其方"，随症加减便成为随意加减、不守仲景成方的最好借口。所以临床上，真真正正用仲景原方治病的医生是很少的。

记得当年，他的导师曾经反复地跟他说："做医生要靠技术，技是看病的技能，术就是和病人沟通的能力。"难道这位易先生跟现代一些门诊医生或者个体医生一样，是靠嘴皮子功夫留住病人的？

不过他看病这么快，也没有太多跟病人反复沟通的时间，难道他治病真的有立竿见影的疗效？孟飞将信将疑。

失去的青春无法追回，但青春年少时对中医的热情可以重燃吗？孟飞和清末民初的经方大师易巨荪之间会发生什么意想不到的故事呢？欲知后事如何，且看下回分解。

第三回：初看经方显奇效

上回讲到孟飞跟易巨苏回到集易草庐，给易巨苏当伙计，他天天跟着易巨苏看病，过上了跟中医学徒一样的生活。

这天，来了一个五大三粗、长得跟李逵差不多的中年男子，一进门就大声嚷道："这里有大夫看病吗？我要找大夫。"

孟飞怕他影响其他病人，马上迎了过去，笑着道："这位爷，易先生正给人看病，劳您驾，先等等。"

那个男子一副气急败坏的样子，继续嚷嚷："我女儿病了，等不及了。"他等易巨苏看完那个病人，便一手抓着他，把他拉回家。

这个男子住在龙津桥，离集易草庐所在地小半甫并不远，他姓梁。他的女儿，大便溏泄三天了，每日要拉十几次，完谷不化。梁氏夫妇看着女儿都瘦一圈了，简直是心如刀割，所以特别着急。

易巨苏一边安慰梁氏夫妇，一边上前摸摸女孩的肚子。腹部并不硬，按着痛得呱呱叫。这孩子全身皮肤干瘪，舌红而干，几乎无苔，脉细，看样子都有点脱水了。

女孩的母亲着急地说："孩子每次拉大便前，肚子总会叽叽咕咕地响。因为肚子不舒服，这几天吃饭也比以前减少了很多，所以瘦得快不行了。"

易巨苏问："还有其他不舒服吗？"

女孩的母亲答道："孩子的精神还可以，就是晚上老是磨牙，心中烦闷，不能入睡。"

孟飞看来，这确实是一个急症，这个病人已经开始脱水，如果不马上止泻，后果不堪设想，怪不得孩子的父亲会那么急。要是在急诊科，孟飞肯定首先是赶紧给小孩补液，马上查大便、血常规，排除感染后就用西药止泻，如果有感染就要用抗生素。易巨荪所处的年代，虽然有像我们前面所说的孙中山和陈少白开的冼基中西药局，还有基督教在沙面的福音船可以提供医疗服务，但当时还没有静脉补液。老百姓病了，依然习惯吃中药。中药对急症的疗效，孟飞将信将疑，他很为这个女孩担心。如果按照中医辨证，这个应是脾肾阳虚、中阳不运、清气下陷所致的暴泄，用参苓白术散之类。如果出现阳虚的表现就可以用理中汤、四逆汤了。

而易巨荪却不慌不忙，一边安慰家属，一边开了一剂生姜泻心汤的原方。

孟飞回头一想，这个病人确实有热象，但应以脾肾阳虚为本，虽然不能单用参苓白术散、理中汤之类，但他怎么会想到用生姜泻心汤这样辛开苦降、寒热错杂的方？多年来，孟飞一直想不明白半夏泻心汤、生姜泻心汤、甘草泻心汤这些寒热并用的方是怎么回事。寒热本是两个极端，怎么可以一起用呢？

第二天，他们再去看的时候，女孩已经止住泻了。不过还是磨牙，睡不好，易巨荪又开了一剂黄连阿胶汤，失眠也治好了。

在孟飞看来，这个病人虽然有失眠，也有伤阴的表现，可一下子改用黄连阿胶汤，黄连黄芩苦寒，阿胶更是滋腻之品，刚刚止住泄泻的脾肾阳虚的病人用此方，甚为不妥。

但易巨荪竟然治好了，实在让孟飞怎么也想不明白，心想这肯定是凑巧而已。

他问易巨荪："易先生，这个病人您怎么不用参苓白术散之类，而用生姜泻心汤？后来又改用黄连阿胶汤？"

易巨荪答道："你别看她下利完谷不化，但是她每次拉肚子前肚子都会叽叽咕咕地响，其实虚证不是很明显，关键是水气。生姜泻心汤是仲师治疗痞证的五泻心汤之一，《伤寒论》第157条：'伤寒汗出，解之后，胃中不和，心下痞硬，干噫食臭，胁下有水气，腹中雷鸣，下利者，生姜泻心汤主之。'‘胁下有水气’，肠鸣辘辘，故不用半夏泻心汤而用生姜泻心汤。泄泻止住以后集中精力解决睡眠的问题，她是泻利伤津引起的阴虚，虚烦不得眠。所以用‘少阴病，得之二三日以上，心中烦，不得卧，黄连阿胶汤主之。'"

易巨荪停了一下又说："孟飞，你可知道，生姜泻心汤是在半夏泻心汤的基础上加一味生姜；半夏泻心汤则是在小柴胡汤的基础上去柴胡、生姜，加黄连、干姜；还有旋覆代赭汤是在小柴胡汤的基础上去柴胡、黄芩，加旋覆花、代赭石；麦门冬汤是在小柴胡汤的基础上去柴胡、黄芩、生姜，加麦冬、粳米。仲师用药加减变化之妙，你要仔细地体会。"

似乎是这个道理，但是"完谷不化"竟然不是脾虚，孟飞还是头一回听说。还有半夏泻心汤、旋覆代赭汤、小柴胡汤竟然还有亲缘关系。他想了一下，继续问易巨荪："易先生，为什么仲景会用那么多寒热并用的方呢？"

易巨荪答道："寒热并用是仲景的一大法门，针对寒热并见的病机，用半夏泻心汤、柴胡桂枝干姜汤、乌梅丸等。其实很多病证的病机并不单纯，往往寒热虚实并见，就像我们今天这个病人，所以所选的方也很多是寒热并用。有一些是阴盛格阳，这时候就需要反佐，如白通加猪胆汁人尿汤。还有很多是为了监制温药，佐以寒药，使病人更能耐药。如小青龙加石膏汤、桂枝芍药知母汤、续命汤中的石膏。"

孟飞听了，觉得还是有一定道理的，首先，临床所见的证并不是那么单纯，往往寒热虚实并见，临床选方就应该根据证的情况，选择有针对性的方。其次，伤寒方里面确实有很多温燥的药，使医生在临床使用的时候望而生畏，有凉药的监制确实可以使病人更能耐药。

不过，这可能都是易巨荪自圆其说的说辞，要不然，为什么除了他们这少数几个人，其他人都不这么用药呢？教科书总不会错吧，可哪本教科书这么写的？哪个学院的教授这么解释这些方的？

孟飞天天跟着易巨荪在集易草庐看病，表面上依然装得恭恭敬敬，心里却很郁闷。心里想着，这样的日子什么时候才能到头？觉得日复一日，时间过得特别慢。

这天，又来了一位让孟飞印象很深的病人。那是一位姓李的营长，上吐下利，所以差人来请易巨荪。

这些天，天气其实很热，可到了李营长家，却见他发冷得厉害，还要盖被，面目青，胡言乱语，昏不知人。

易巨荪摸摸他的四肢，四肢冰凉，打了脉，脉细欲绝，便认为这是阴证无疑。

准备处方的时候，突然听见患者在呻吟，自己掀开衣被，恶寒转而恶热，面青转而面赤，吐利也逐渐止住了。

易巨荪向家人贺喜道："病已由阴出阳，自内而外，为将愈之兆"。开了一剂桂枝汤，一服就痊愈了。

李营长这么重的病，已经徘徊在生死边缘了，幸好得易巨荪的准确判断，才好得这么快。家属对易巨荪感激不已，激动地拉着他的手说："易大夫，您真是神医啊！"

孟飞被易巨荪对病情的准确判断震撼了，他开始怀疑自己对易巨荪的辨证思路是否存在偏见。

离开李营长家，易巨荪对孟飞说："广州霍乱盛行，从阳化热者多，口干渴，舌红，古法用五苓散，广州很多大夫用纯阳仙方也多能取效。然入阴者死，出阳者生。阳证轻，还有不药自愈的。唯从阴化之证寒多，不欲饮，即饮亦喜热水，则较重，古法用理中汤，若出现吐利一刻紧一刻，手足冷，声嘶目陷或手足拘急，复大汗出，则死矣。古人嫌理中汤力薄，用通脉四逆汤或四逆汤。我通常也是按此法治疗。附子有用至二两，干姜有用至两以上者，存活的也很多。但此证内霍乱外伤寒，从阴从阳瞬息不同，用药亦当方随证转。"

孟飞问道："易先生，由阴出阳和真寒假热或里寒外热有什么区别？"

易巨荪回答："这里的由阴出阳，不同于真寒假热或里寒外热。

《伤寒论》第 12 条:'病人身大热,反欲得近衣者,热在皮肤,寒在骨髓也;身大寒,反不欲近衣者,寒在皮肤,热在骨髓也。'这就是真寒假热或真热假寒。"

通过跟随易巨荪看病,孟飞觉得,易巨荪似乎是个有真才实学的医生,不过无论自己是否对他的辨证思路存在偏见,他的辨证思路始终是太"小众"了,凡是"小众"的东西都有易走火入魔的嫌疑,其他人是不容易接受的。

还有,像他这样用药,也只能在那个民众愚昧无知又缺医少药的年代才行,就像现在的李可老中医,在他那个缺医少药的地方,才迫不得已用中药治危重症,死马当活马医。如果在孟飞他们这样的三甲中医院,谁会如此?治疗危重症是西医的专利,中医也就只能治治感冒、咳嗽、头痛、失眠之类的小病或者慢性病。还有一些西医宣布无药可救的,也可以吃点中药,自我安慰一下。孟飞曾经听一些西医说过,挂名老中医号的病人,都不知道是看病的,还是追星的,竟然可以凌晨四五点起来挂号,这样精力充沛的人还需要看病吗?吃中药的不过是一些闲着没事做的人,现代生活节奏这么快,年轻人哪有空吃中药。

孟飞在集易草庐待了一段时间后,不想再待下去了。21 世纪,现代医学飞速发展,再学不知道是不是真的有确切疗效的中医,有什么意思呢?于是,他经常背着易巨荪走街串巷,四处寻找能回到 21 世纪的方法。

他四处逛的时候,发现西关有很多很有趣的人,光是街头叫卖的挑卖者就很有特色。有卖白榄、卖不倒翁、卖蝈蝈的。最有趣的是用竹和纸做成七色公鸡套在自己身上四处叫卖"鸡公榄"的。"鸡公榄"这个经典的叫卖声,是多少代西关人的共同记忆。街头还有一些打棉胎、摆档梳头、卖火水灯的手工业者。其他的还有一些街头卖武的和唱南音的盲妹、盲婆;一些给人画炭相、卖捏粉的公仔,还有一些给人梳头、咬线刮面的街头艺人。他经常和这些人攀谈,希望他们中间能有大隐隐于市者,知道回 21 世纪的办法,不过他次次都是空手而归。

他想，他来到 19 世纪的第一站是在光孝寺，寺庙里会找到回去的办法吗？他以前就听说，现在的上下九，有一处"西来初地"是纪念达摩禅师来华的，后来人们在此建了"西来庵"，"西来庵"到了明代就破旧不堪了，到了顺治年间，改建成了华林寺。

孟飞一路寻访，来到华林寺。他到的时候，寺中的和尚正在做早课，在念《般若波罗蜜多心经》，"观自在菩萨，行深般若波罗蜜多时，照见五蕴皆空，度一切苦厄。舍利子，色不异空，空不异色，色即是空，空即是色，受想行识，亦复如是……"

他听了一会，趁着和尚们做早课的功夫，溜进了罗汉堂。罗汉堂供奉着五百个形态各异的罗汉和著名的阿育王塔。孟飞仔细地端详着每一个罗汉，生怕错过某一个细节。

突然，一个老和尚走了进来，问道："施主，你为何而来，有事要求教佛祖吗？"

孟飞本来就心虚，所以被他这突如其来的一问吓了一跳。他定了定神答道："我从南洋辗转来到广州，漂泊异乡，无法接受这里的生活和思维方式，心里总是空荡荡的。"

老和尚慈祥地说："施主是与佛有缘之人，不过万事皆有定数，不得强求，放下才可以自在。"

孟飞谢过老和尚，无奈地离开了罗汉堂。他想，《般若波罗蜜多心经》讲的是"放下"，老和尚说的也是"放下"，或者让自己留在集易草庐是天意？天意不可违也，又想难道是我太执著了，没有用平常心去看易巨荪的辨证思路，所以看到的只是"空相"？在沉思中，孟飞回到了集易草庐。

孟飞真的要滞留在 19 世纪吗？所谓强扭的瓜不甜，这样的"深造"，孟飞会有什么收获呢？欲知后事如何，且看下回分解。

第四回：屈身草庐当伙计

上回讲到孟飞在集易草堂待腻了，四处寻找能回 21 世纪的办法，但是始终未能如愿。而且，这些天易巨荪经常带他去外地出诊，所以他只好暂时放弃。

高要一个名叫吴秋舫的，他是当地有名的饱学之士，有功名，而且书法超群。他的小儿子得了外感病，恶寒发热，大便泄泻，当地的医生只是用一些儿科的套药，治疗后不但不见好转，症状还越来越重，所以来省城请易巨荪。

易巨荪连忙带着孟飞赶到高要。小孩依然是恶寒发热，呕吐得厉害，小手和小脚冰凉冰凉的，大便每天十几次，指纹青暗，面舌皆白，准头发青。

易巨荪认为吐逆、四肢逆冷是里寒证，开了一剂四逆汤。吃了药后却未见好转。

孟飞想："易巨荪其实也不过如此，一点疗效也没有。"

本以为易巨荪会换其他方药，可他却不慌不忙。劝慰家属一番后，嘱他们把附子加到四五两，分成三次，煎好了，一天内服完。并说："孩子服药后，虽未见好转，但也没有加重，只是病重药轻而已，这次服药后一定会有所好转的，不必担心。"

孟飞心想，易巨荪也有这样的胆量，不知是否是受同时代四川名医郑钦安的影响？郑钦安（1824～1911 年）（一说，1805～1902 年），其《伤寒恒论》《医理传真》发行于 1869 年，《医法圆通》发行于 1874 年。他是火神派名医，认为"万病一阴阳耳"，"有阳则生，无阳则死"，临床以重用姜附著称。

原来不单扶阳派用这么重的附子，易巨荪也这样用，难道研究伤寒的人都这样？怪不得说他们用药辛温峻猛。

在孟飞看来，虽然这个时候确实需要急救回阳，但是超药典剂量地用附子这样有毒的中药是很冒险的，如果药量、炮制、煎煮中有一样掌握不好，都会附子中毒的。用于这么一个幼儿就更冒险了。四五两，如果按 30 克 1 两来算，那是 120～150 克的附子，日 3 服，每服也有 40～50 克，稍有差池，在现代可就要吃官司了。

众人也未曾见过有人敢给小孩服用这么大量的附子，都瞠目结舌，纷纷劝说吴秋舫不要听任这江湖郎中胡来。

吴秋舫倒是个很有胆识的人，他说："我相信易先生的医术。易先生，您大可放胆一试。"

不出易巨荪所料，三服药服完后，小孩的呕吐、泄泻就止住了。第二天仍守原方，附子减到一两多，巩固疗效。

孟飞想："又让易巨荪治好了，大概也是因为这小孩命不该绝吧。按照当时的医疗条件，中医对人的生理病理了解不深，又没有条件补液、抗感染，遇到重病，也只能像易巨荪这样，开个中药，冒险一搏。治活了医生可以一夜成名，死了的也就只能感叹他是时运不济吧。在过去的年代，不说那些光靠吃中药治不好的病人，就算那些纯中药可以解决、却因庸医辨错证而失治的病人，也不知有多少。所谓治愈的，其实很多是自愈而已。"

不过，他还是很佩服易巨荪的胆识，他不可能不知道附子的毒性，他已经是名医了，不存在为成名铤而走险的问题，更应明哲保身才对。这么重的病，治不好是正常的，万一小孩被附子毒死了，那易巨荪的一世英名就难保了。易巨荪平时诊金也收得比其他医庐低，对付不起诊金的穷人甚至分文不取，这么看来，他应该是个济世救人的好医生。

从高要出诊回来，孟飞本想休息一下，可他们刚回到集易草庐，便有一个顺德人来请易巨荪，孟飞只好又无奈地跟着易巨荪去顺德。

这个病人姓何，患的是疟疾，两个多月了。面容憔悴，进食一天比一天少，下午以后从背开始发凉，越来越冷，寒战以后马上就发热，汗出后体温就可以降到正常。

易巨荪用二加龙骨汤，两剂就治好了。

疟疾，孟飞见得并不多，不过在他的印象里，治疗疟疾应该是温病学派的专长，疟邪是疫疠之邪，南方夏秋季发病较多。疟疾是疟原虫引起的，青蒿素是治疗疟疾的特效药。不过易先生的年代，应该还不知道青蒿素。但是《千金要方》《外台秘要》开始就以常山、蜀漆为主药截疟。《温疫论》则用达原饮，用槟榔、草果、厚朴之类的药。《中医内科学》的各个证型，无论是正疟、温疟、寒疟、热瘴、冷瘴都没有用二加龙骨汤的。难道这个易巨荪连起码的常识都没有？可能易巨荪不过是个走火入魔的江湖郎中，只是凑巧看好了几个病。那场鼠疫可能也是失实的报道。就是这么一个医生，在那个时代的消毒隔离条件下，以他对传染病和微生物的认识，竟然用升麻鳖甲汤治好了鼠疫，不太可信。

回广州的路上，孟飞终于忍不住问易巨荪，"易先生，我跟您看病，这么些天，一直都带着很多的疑问。我在南洋的时候，也看过很多医生看病，但是从来没有见过像您这么有胆识的。就说今天这个疟疾，您怎么不用柴胡截疟饮、达原饮之类，而用二加龙牡汤呢？"

易巨荪看了孟飞一眼，"孟飞啊，这些天你不显山不露水，没想到，你对中医也懂得不少，让你在我这里当个伙计，那是屈就了。"

他接着很谦逊地说："易某不才，枉活这数十寒暑，尚未能参透那些深奥的医理，只能像一个工匠一样，按着仲师思路，用仲师的办法治病，希望不致害人性命，已是万幸。今天这个病人，是疟疾不假，寒热往来，本来应该用小柴胡汤或者桂枝麻黄各半汤。但是，你留意没有，他每次发作都是从'背恶寒'开始的。《伤寒论》里面提到'背恶寒'的有两条，第304条：'少阴病，得之一二日，口中和，其背恶寒者，当灸之，附子汤主之'；第168条：'伤寒，若吐，若下后，七八日不解，热结在里，表里俱热，时时恶风，背微恶寒，大渴，舌上干燥而烦，欲饮水数升者，白虎加人参汤主之'。同是'背恶寒'，白虎加人参汤是'热结在里'，口渴烦饮，附子汤的背恶寒比白虎加人参汤的'时时恶风，背微恶寒'明显要严重，而且'口中和'，更可与白虎加人参汤的'大渴，舌上干燥而烦'的热象鉴别。从附子汤的组成上看，此方较真武汤多一味人参，少一味生姜。可见，此方是仲师治疗阳虚的。另外《金匮要略》痰饮篇又有'夫心下有留饮，其人背寒冷如手大'。我想此证明显不是痰饮，又有发热，附子汤未尽中肯，所以改用二加龙骨汤。二加龙骨汤即桂枝加龙骨牡蛎汤去桂枝再加附子白薇汤，这是一个寒热互用的方，治疗真寒假热。"

孟飞又问："易先生您为何用这么大量的附子？"

易巨荪说："每味药的用量要视病情而定，该用大量的时候必须用大量，否则病重药轻，如何治病？但是绝不能盲目地加大药量，用药岂能儿戏。"

孟飞一下子怔住了，易巨荪确实是学识渊博，他对《伤寒论》如此熟悉，这是孟飞以前未曾见过的。我们前面曾经说过，孟飞年轻时也研究过《伤寒论》，后来一方面因为精力有限，一方面是因为这《伤寒论》的六经传变实在是太难懂了，特别是参合了运气，更成为"天书"。最后只好放弃。虽然很多条文他已经记不清楚了，但和其他人相比，他对《伤寒论》还是比较有研究的。没想到易巨荪对《伤寒论》的条文熟悉到如此程度，可以前后串解、比较。看来他真的不是一个靠耍嘴皮子功夫混饭吃的江湖郎中。

孟飞心想，我一个中医博士、主任医师，名医是见多了，都是先辨明脏腑，或辨经络、三焦、卫气营血、八纲，结合病因定出病机，根据病机，定出治则、治法，再根据治则、治法，定出方药。可这位易巨荪辨证完全不依理法方药的原则，而是像他说的"像一个工匠一样，按着仲师思路，用仲师的办法治病"的，还是头一回见。幸好先前萧遥说过，经方派用药是根据临床表现去寻找与之症状相对应的条文，用该条文的方治病，这叫作"方证对应"。如果没有这层铺垫，他真的完全理解不了易巨荪这种"小众"的辨证思路。

在孟飞愣神的时候，易巨荪诡秘地笑了笑，敲了旁边的石栏杆三下，背手走开。

敲石栏杆，对于一个长者来说似乎有点轻佻。易巨荪虽出生于中医世家，自幼受其祖父的熏陶而立志学医，但从他平日的言谈举止看，他也是饱读诗书的，所以不应该有这样的举动。那么，他这么做有什么深意呢？欲知后事如何，且看下回分解。

第五回：庆堂灯下解经方

　　上回讲到易巨荪一反常态在石栏杆上敲了三下，背手走开，他到底是什么用意，孟飞是百思不得其解。他忽然想起来，易巨荪在后院品茶弄花的时候，经常会看《西游记》，书中第二回《悟彻菩提真妙理 断魔归本合元神》写到，菩提祖师在悟空的头上打了三下，猴王暗记在心，三更时分便去找菩提祖师传他法术。他终于明白了，易巨荪原来是让他三更时分去找他。

　　到了三更时分，孟飞悄悄来到易巨荪的书房。易巨荪早就泡好茶，在那里等他了。

　　易巨荪请孟飞坐下，开始说："孟飞啊，我自幼跟随祖父学医，至今五十余载，圣人云'述而不作'，我资质愚钝，一直只是重复仲师治病的办法来治病，并无任何创见。两年前，遇见了一个人，和你年纪差不多，也是南洋来的，他说他以'但愿人皆健，何妨我独贫'作为座右铭。我看他有医者的仁心，敏而好学，又与我志趣相投，便收他为徒。他说，在南洋，人们都是找西医看病，少数几个中医也是不懂得怎样用仲师的办法治病的。他要求我把医案记录下来，让他带回南洋去，于是我便不揣浅陋，写了这本《集思医案》，希望能集思广益。你来以前，他有事回南洋去了。回去之前，他说他有位故人，不久就会来。我看你也是从南洋来的，而且略懂医理，想必你就是那位故人。"

　　孟飞听了一怔，怪不得萧遥也喜欢品茶弄花，这是他近年才开始有的爱好，原来那小子是跑这里志趣相投来了，现在又想把我也同化。想来，他把我困在这个鬼地方，是早有预谋的。

　　此时的孟飞对易巨荪的这种用药思路还不怎么信服，这样照搬照套的办法就可以解决中医的疗效问题，甚至取得胜过西医的疗效？不过，不依了他们，如何能回去？于公，科里大把事等着他处理；于私，别说奖金，再不回去，工作都保不住了。

他顺着易巨荪的话说："我和您的徒弟是多年的挚友，常听萧遥提起广州有位很有临床功力的名医，十分仰慕，原来就是先生您。在南洋，真正会用仲师方药的人，确实已经凤毛麟角，晚辈还请易先生多多指教。"

就这样，易巨荪开始在烛光下给孟飞讲《集思医案》，他说："今年经常外出看病，这医案只是写了一点，这些是我从癸未年开始，到现在十几年间比较典型的医案。"

他怕孟飞听不清楚，故意放慢语速继续说："孟飞，你看这个病人，那是癸未年三月，那时我还在龙津桥设馆，没有搬到这边来。一个寄居在广州的福建人，他的妻子肚子痛，请了很多大夫，给她杂七杂八地用了很多药，一个多月了，都没好。后来请我去看，我看她整个少腹都胀满，疼痛，拒按，但小便通畅，也没有大便秘结。孟飞，你觉得应该用什么方？"

孟飞心想，这易巨荪是给我个下马威啊，腹痛拒按，那是急腹症了，没有辅助检查，也没有抗生素的情况下，怎么办？如果在他们医院，这种情况，谁还会想到吃中药啊。他犹豫了一下，说："腹痛拒按，试一下大柴胡汤吧？"

易巨荪点点头，说："你说得不错，这个病人，我们首先要看到的是少腹满痛拒按。但引起少腹满的原因就很多了。你说的大柴胡汤，那是'往来寒热''心下急''心中痞硬'。我们现在这个病人哪有这些症状呢？"

孟飞问道："难道是大承气汤不成？"

易巨荪摇摇头，说："不对。这是瘀血作痛，我用桃核承气汤，两剂就好了。少腹满一证可以说是诸承气汤之共有见证。何以别之是否瘀结？在痛有定处而拒按。而且大便通畅，自然此不是燥屎内结引起的，并非痞满燥实坚的大承气汤证。桃核承气汤是调胃承气汤的基础上加桃仁、桂枝,《伤寒论》第106条:'太阳病不解,热结膀胱,其人如狂,血自下,下者愈。其外不解者,尚未可攻,当先解其外。外解已,但少腹急结者,乃可攻之,宜桃核承气汤。'再者小便通畅,也不是'小便不利'的五苓散证,所以这是瘀结无疑。"

孟飞还没想过这几条方之间有这么微妙的差别,此时他想起了抵当汤,于是问:"桃核承气汤和抵当汤不是都是治瘀结的吗?"

易巨荪的脸上现出了少见的笑容,他看着孟飞说:"孟飞,你对仲师的方药比我想象中要熟悉啊,怪不得萧遥反复跟我说,你是学医的好材料,一定要好好地跟你说说仲师的用药规律。仲师论蓄血以桃核承气汤及抵当汤主之,两方证有轻重之别。第124条:'太阳病六七日,表证仍在,脉微而沉,反不结胸,其人发狂者,以热在下焦,少腹当硬满,小便自利者,下血乃愈。所以然者,以太阳随经,瘀热在里故也,抵当汤主之'。桃核承气汤曰'少腹急结',抵当汤曰'少腹当硬满',两者亦当为轻重之别也。所谓'急结'者,陈修园谓:'但见少腹急结者,无形之热邪结而为有形之蓄血。'然对于'少腹急结'之表现描述似仍未着边。桃核承气汤证乃介乎调胃承气及抵当汤之间。'急结'者结而未硬也,'硬满'者已触及硬块也。"

孟飞还是不明白,他问道:"易先生,蓄血不是还会有'如狂'的症状吗?"

易巨荪答道:"诚然,蓄血尚有这一关要之症,'其人如狂''其人发狂''喜忘'等相似症状,有轻重之别,'如狂'轻,'发狂''喜忘'重,故前者用桃核承气汤,后者用抵当汤。但临床却未必定见此意乱神迷之症。如本案也无此也。余窃以为'如狂'者,似狂不是狂,是否少腹急痛难当时,病人反复颠倒、呼号如狂而已。"

孟飞又问:"历代注家认为五苓散是膀胱蓄水,桃核承气汤是膀胱蓄血,您觉得这两方病位在膀胱吗?"

易巨荪答道:"至于蓄血之病位,历来注家见仁见智,我意不拘于膀胱，乃泛指小腹范围也。"

出乎孟飞的意料，易巨荪和他，一个是善用经方的一代宗师，一个是号称中西医结合、但对中医缺乏信心的主任医师，这两个看似没有多少交集的人，在这微弱的灯光下，不知怎的，竟然越聊越投契了。大概是因为有一样东西是他们共同关注的，那就是疗效。

易巨荪又开始讲病例了，他说："癸未年六月，河南（河南泛指广州的珠江之南的地方）永发店，店里面一姓陈的，妻子难产，第二天才生下来，恶露少，腹部胀大如鼓，小便甚难，大渴。其他大夫用生化汤治疗，腹满更加厉害，且四肢头面肿，不呕不利，饮食如常，舌红苔黄，脉滑有力，请我去诊治。这明明就是水与血结在血室，先下黄水，次下血块就会好了，处以大黄甘遂汤。"

孟飞吓了一跳："易先生，新产妇您也敢用这么重的药啊？"

易巨荪听了这话，似乎有点失望，摇摇头回答："家属开始也觉得此方过峻。我解释道：'小便难知其停水，生产血少知其蓄瘀，不呕不利，饮食如常，脉有力知其正气未虚，故可攻之，若拘泥于'胎前责实，产后责虚'之说，延迟观望，正气即伤，虽欲攻之不能矣。'家属听信了我的话，同意以大黄甘遂汤治疗，故获效。《金匮要略·妇人杂病脉证并治》：'妇人少腹满如敦状，小便微难而不渴，生后者，此为水与血俱结在血室也。大黄甘遂汤主之。'仲景用甘遂，一为大陷胸丸及汤治水热互结之结胸。一为十枣汤治'心下痞，硬满，引胁下痛'之悬饮，水在心下胸胁。一为甘遂半夏汤治留饮心下续坚满。一则为此大黄甘遂汤矣。此方治产后水血互结，与阿胶同用，更适合产后之躯，尤应注意十枣、陷胸之用甘遂，或与硝、黄同伍，或芫花、大戟三药齐进，且均作末或丸，下水之力尤峻。相对而言大黄甘遂汤入煎剂，谅不为峻也。"

孟飞听了易巨荪的解答，脸一下子红了，自己对仲景方的认识太粗浅了。

此时，易巨荪翻动着他的《集思医案》，继续说："孟飞，我再给你讲一个急下存阴的病例。仲师有阳明三急下，少阴三急下。你看这个病。丁亥五月，先前我不是说，那时我还没搬到这边来，在我的祖居，龙津桥二约，有个姓何的邻居，他的婢女，下利日十余行，其色纯青如菜叶，心下痛，口干舌燥，渴饮热水。这是少阴君火亢极，又得厥阴风木相助，木火交煽，故下利色青，水不敌火，故引饮自救，病不关阳明，故喜热水。这是热结旁流，少阴有三急下证，此居其一，稍缓则真阴竭矣。《伤寒论》第 321 条：'自利清水，色纯青，心下必痛，口干燥者，急下之，宜大承气汤。'若不急下，釜底抽薪，而用养阴增液，恐救不胜救，随增随亡而已。其实各症俱全又未必须求助于脉。而腹诊尤当重要，下利日十余行，其色纯青，又有心下痛，按其腹必硬满，便是可下之证矣。先予大承气汤一剂，后用黄连阿胶汤二剂收尾，清余热养阴血，痊愈。"

孟飞想："以上这两个病例都是体虚之人，急需攻下，这一攻一补的掌握，确实不容易啊。当年自己看曹颖甫的《经方实验录》的时候，不就是被曹氏在临证时对可下不可下的准确把握所折服？如果不是深谙仲景用药之道，如果不是早已对标本虚实了然于心，怎么敢用这样的峻药？不是易巨荪、曹颖甫这样的经方大师用药过峻，是像自己这样的凡夫俗子，没有认真去读懂仲景的原意，明明在当用这些方的时候，也不会、不敢、不愿用这些方，还用'南人无伤寒'、'古方不能治今病'、'桂枝下咽阳盛则毙'、'承气入胃阴盛则亡'、'若是他人母必用白虎汤'的谬论安慰自己。"难怪易巨荪会失望地摇头，孟飞此时感到非常的惭愧。

"我们再看两个简单一点的病例吧"，易巨荪似乎看出了孟飞的心思，看了看他，继续说："甲申年六月，还是我们上面说的那个河南的永发店，经常在永发店出入的李木匠，他的妻子恶寒发热，没吃药就好了。后来变成腹痛，渴欲饮水，水入则吐，大小便不通。你说这是什么方？"

孟飞答道："腹痛，呕吐，大小便不通，这次应该承气汤之类了吧?"

易巨荪说:"大小便不通也不能一味攻下,这是水逆证,《伤寒论》第74条:'中风,发热,六七日不解而烦,有表里证,渴欲饮水,水入则吐者,名曰水逆。五苓散主之'。脾不转输,故腹满痛,不输于上渴饮而吐,不输于下故二便不通,法宜转输脾土。处以五苓散,一服痊愈。此方除了治疗我们刚才说的'水逆',还可以治疗痰饮引起的眩晕。你看痰饮篇就有'假令瘦人脐下有悸,吐涎沫而癫眩,此水也,五苓散主之。'世人只记得五苓散是治疗小便不利之剂,那是只知其一不知其二。"

他停了一下,问道:"再看这个,甲申年十月,西关锦龙南机房潘某的妻子,少腹痛,每腹痛甚则脉上跳动,气上冲不竭,苦楚异常,月余不效。你觉得该用何方?"

孟飞心想:自己曾经怀疑易巨荪不辨证,机械,其实是自己学艺未精,自己辨证哪有易巨荪细啊。以前自己觉得"医者意也",辨证论证是中医的精粹,如果像易巨荪这样刻板的什么证就用什么药,和西医就没有区别了。但是现在经易巨荪这么解释,才知道似乎并不是这样的。中医的证应该是看得见、摸得着的,但并不简单。《中医内科学》里的方,在临床上使用,针对性不强,这是使很多后学者对中医缺乏信心的原因。

他想起了萧遥的话,经方派的医生是"按照张仲景的组方用药原则治病。用仲景的方治疗与这个方的各条条文描述的临床特征相对应的病",开始明白,其实仲景描述的每个症状群本身就已经蕴含了自己特有的病机。说到对《伤寒论》方的熟悉程度更远不如这易巨荪了,他现在问的这个病例应该怎么回答?想了一下,只好硬着头皮说:"虚证的腹痛,应该是小建中汤吧?"

易巨荪道:"这回差不多了,不过这是奔豚。处以桂枝加桂汤一服,茯苓桂枝甘草大枣汤一服,痊愈了。此案与上案,全在医者熟稔仲师条文,否则视若无睹。假若遇'渴欲饮水,水入则吐'以为是一般胃气上逆之吐，而妄用降逆止吐，是必无效。或若此例，腹痛月余不愈，前医必是理气止痛方药杂投，故而耽延。夫奔豚一证，'从少腹起，上冲咽喉，发作欲死，复还止。'症似苦楚异常而非复杂，治亦非难，全在医者识证识药与否。仲师治气上冲，必赖以桂枝。仲师自第16条设定'气上冲者，可与桂枝汤'，仅用桂枝三两。又如第65条只是脐下悸，欲作而未作奔豚之时则用桂枝四两之苓桂甘枣汤。若奔豚已发，'气从少腹上冲心'则用加桂汤，桂枝五两矣。视证之轻重而增减。本案用桂枝加桂汤一剂后，病已减，故退而用苓桂甘枣汤。再看桂苓五味甘草汤，此方亦有桂枝，主治'气从少腹上冲胸咽，手足痹，其面翕热如醉状，因复下流阴股，小便难，时复冒者'，此证与前面几个证相比虽同是'气上冲'，但'其面翕热如醉状'，故加用五味子。由此足见仲师辨证之细也。你刚才说当用小建中汤，小建中汤为桂枝倍芍药加饴糖，此方专为虚证而设，除治腹痛外亦治'悸''气上冲'，如第102条：'伤寒二三日，心中悸而烦者，小建中汤主之。'所以我说这回差不多了。"

易巨荪问孟飞："孟飞，你听了这些医案，有什么感想？和你们南洋的大夫看病，有没有什么不同？"

孟飞说："南洋因为受到西医的影响，很多中医都是按着西医的思路去治病，像您这样真正用中药治病的大夫已经不多，如果您的这些医案能传到南洋，那可是南洋百姓之福啊。"

易巨荪对他的答案似乎不是很满意，又问，"听了这些医案，你可知我讲的'按着仲师思路，用仲师的办法治病'，是什么意思？"

孟飞吓出一身冷汗，易巨荪这是在考他呢。他名医是见多了，但是像易巨荪这样在临床上这么执著，又对《伤寒论》有这么深入研究的一代宗师，他还未曾见过。怎么回答好呢，平时每次面对提问都游刃有余的他，这次显得有点胆怯，他怯怯地答道："易先生，听君一席话，胜读十年书。您的意思就是将临床所见的症状与仲师的方相对应。这样辨证用药，并不是刻板的，其实仲师的每条条文，每个方都已经蕴含了自己独特的病机。113 方，398 法，每个方、每个证都不一样，如果能按仲师的原意用好了这些方，中医的疗效就可以得到保证了。而要做到这一点，必须熟稔仲师的条文，否则见到那些临床症状也只能是熟视无睹。"

易巨荪这次对孟飞的回答还是比较满意的，他点点头，说："孺子可教也。孟飞，记住了，如果没有读懂仲师的原意，随便用药，那就是差之毫厘，谬以千里了。而这仲师的原意，就只能在《伤寒论》里面才能找到。"易巨荪说完，拿出了他那本赵开美小字版的《伤寒论》递给孟飞，就走开了。

孟飞又开始纳闷了，这一代宗师，三更半夜特意把我叫来，不把他的《集思医案》传给我，怎么传给我一本凡是读中医的人都看过的《伤寒论》，到底有什么深意呢？"仲景的原意，就只能在《伤寒论》里面才能找到"，这是什么意思？

虽然这一夜后，孟飞开始觉得，易巨荪确实是个有真才实学的好医生。但是，他对这种与主流格格不入的辨证思路，还是有所保留，这种辨证思路如果是在 21 世纪，在他们医院，绝对会遭到很多非议。而且，用中药治病只有在过去这种迫不得已的情况下才用，中医在医学领域不过是一个陪衬而已，学这个又有什么用呢？

他多想回到 21 世纪，回到他的急诊科，插管、吊针、用呼吸机，顷刻间救人于垂危之中。多少次午夜梦回，他都梦到自己在指挥抢救，仿佛听到监护机滴滴滴的声音。但是，他始终没有找到回去的办法。百般无奈之下，他只好天天背诵《伤寒论》的条文以打发时间。

时间似乎过得特别慢，不知过了多久，突然有一天，医庐外面传来了熟悉的声音，"师傅，孟飞兄，我给你们送茶叶来了"，这是萧遥的声音，他终于又登场了，他是来把孟飞带回 21 世纪的吗？欲知后事如何，且看下回分解。

第六回：荔枝湾畔再论道

上回讲到萧遥突然出现在集易草庐，他的出现又会引发怎样的故事呢？

萧遥穿着一套灰色的西服，戴一顶圆顶礼帽，手里提着一个皮箱子，俨然一副刚从南洋回来的样子。他一进门就迫不及待地拉着易巨荪和孟飞，追着给他们看他带来的东西。"您一向身体可好？这是您老家鹤山的古劳银针、马耳山茶，我叫鹤山的朋友给我带来的，这是咖啡和红酒。还有这个，师傅一定会喜欢的，您看，这是钢笔和墨水，写字就不用老磨墨这么麻烦了，而且这是美工笔，还能写出毛笔的效果，这些都是弟子孝敬师傅的。"

正当萧遥想出各种广告词，希望能讨师傅高兴的时候，他的易师傅却板着脸，一个劲地摇头，还踱起了方步，用责备的语气说："假洋鬼子！你回去南洋到底干了些什么，带回来一大堆乱七八糟的东西，像是从天光墟来一样（天光墟是西关半夜卖杂货的集市，也卖些走私货、二手货，因多是见不得人的东西，人群往往天亮就散去，故得名）。这是南洋出产的东西吗？"

萧遥吓了一跳，要露馅了？只好怯生生地解释道"我回到南洋，天天都想着师傅。所以四处托朋友找来这些东西，想让您高兴一下。"易巨荪听了更生气了，留下一句："不务正业，平时我跟你说的话白说了！"便背着手，气冲冲地往后院走去。

萧遥一下子收起了笑容，低着头，连忙很恭敬地跟着易巨荪去了后院。孟飞心想，这么看来易巨荪和萧遥不是同谋，易先生根本不知道所谓的南洋就是21世纪。不过易先生也不是个好骗的主，萧遥带这些东西来，这回弄巧成拙了，看他怎么解释。又想，萧遥早已过了不惑之年，看他灰溜溜地跟在后面的样子，未免太可笑了。易先生算是帮自己报了被萧遥"绑架"到此地之仇了。

萧遥到了后院，一边帮忙给兰花浇水，一边详细地跟易巨苏说了回南洋以后的情况，还说了他看过的一些病例和看书的体会。易巨苏一听到这些，马上就不生气了。他听得很认真，而且听得手舞足蹈，一反常态。这个老头真是有意思，一说到看病就什么都不记得了。萧遥这次又轻易地过了关。

从后院出来，萧遥又活跃起来，他对孟飞说："这是许叔微的《伤寒九十论》，柯琴的《伤寒来苏集》，莫枚士的《经方例释》，成无己的《伤寒明理论》。我看孟飞兄走得急，这次专门给你带过来的。"说完他冲孟飞诡秘地一笑，催促孟飞赶紧把书收好。听他的语气，似乎孟飞是自愿穿越到19世纪的，他还特别够义气，专门跑来探望朋友，孟飞是又好气又好笑。

萧遥从年轻时就喜欢装神弄鬼，这些年也没变，一把年纪还老不正经。易巨苏却极其古板，一副老学究的样子，不苟言笑。从性格上看这两个人简直是格格不入，怎么也无法想象这两个人会成为师徒。不过，萧遥是热心肠，又会哄人高兴，悟性也高。易巨苏可以看得出来，也是个面冷心热的人。而且，他们还有品茶弄花的共同嗜好。这正如俗话说的"不是冤家不聚头"，看着这两个人一天到晚闹别扭，旁边的人都为他们着急。不是经常和他们待在一块的人，谁会想到他们会如此投契？人和人的相处，有时候真的很奇怪，难道这就是所谓的天意和缘分吗？

孟飞想："既然萧遥来了，可以问问他'仲景的原意，就只能在《伤寒论》里面才能找到'，这是什么意思？顺便和萧遥商量一下，想个办法回21世纪。"

于是孟飞说："萧遥啊，我来了好多天了，要不我们哥俩出去走走吧，晚上可以畅饮一番，我请客，算是为你接风。"萧遥搭着孟飞的肩膀笑道："还是我带你去找个好去处吧，这地方，我比你熟。"孟飞心想，我好歹住在广州那么多年，你带我游广州，未免太可笑了。不过自己是他带到19世纪来的，就听他的好了。

萧遥和孟飞向易巨荪请了假，便出去了。

走了不久，呈现在他们眼前的是成片河汊交错的沼泽地，他们一直走，最后来到一个河涌边。河涌的两岸是一个个的水塘，或养鱼，或种藕、种马蹄、种慈姑，河涌两岸、鱼塘之间的泥土上种满了荔枝树。明媚的阳光映在涌面的树影上，两边没有多少行人，远处传来农夫的谈笑声，不时看见两三只彩雀在树上叫。

萧遥告诉孟飞，这叫"荔基鱼塘"，但却不肯告诉孟飞为什么起这么奇怪的名字。

孟飞赞叹道，"这是世外桃源啊，西关怎会有这样的风光?"

萧遥笑道："这'一湾溪水绿，两岸荔枝红'的美景，你竟然认不出来? 这就是荔枝湾。"

孟飞正目不暇给地看着四周美景的时候，萧遥吟起了张维屏的诗："千树离支（荔枝）四围水，江南无此好江乡"，他又说："这里不但漂亮，而且能产出不少经济效益，你看这两岸的荔枝，还有这'泮塘五秀'，莲藕、慈姑、马蹄、茭笋、菱角。还要讲讲的是'荔基鱼塘'的'基'，这里地势低洼，指的就是这些农夫为了抗洪防潮建的基围，基围围成一个个塘还可以种藕、养鱼。我们看见的这种正在叫的彩雀，有个名字叫'钓鱼郎'，是专门在荔枝树头伺机飞啄河涌里的鱼虾的。"

孟飞唏嘘起来："这么一个白荷红荔的好地方，在城市化的进程中被淹没，到2010年才想起来，花重金重建。就像经方，这样的一块瑰宝，如果等到失传了，再从日本、韩国这些地方找回来，那就太可惜了。"

萧遥连连点头，"孟飞兄，看来你是不虚此行啊。你邀我出来，到底是何意，不会是想回去了吧? 放心，山中虽三年，世间才一日，小弟不会误你的事的。时机一到，我一定负责安全地把你送回去。"

孟飞被萧遥看穿了自己的心思，有点不好意思，只好说："还不是拜你老兄所赐，我是想请教你，易先生说'仲景的原意，就只能在《伤寒论》里面才能找到'这是什么意思？"

萧遥回答："我看我这次是来对了，那我就给你说说这其中的道理。他老人家的意思是，以经释论不若以论解论。广东经方大家陈伯坛先生的《读过伤寒论·序》中指出：'注伤寒无异于删伤寒。'事实如此，经方医学是自成体系的，序中又说'仲景书必跳出旁门可读，犹乎段师琵琶，须不近乐器十年乃可授，防其先入为主也'。如果你找到了这个窍门，按照仲景的原意去读《伤寒论》，就会像柯韵伯所说'仲景之学，至平至易''仲景之门，人人可入'。"

孟飞点点头："听君一席话，胜读十年书。不过我哪有你老兄的悟性啊，连易先生都说你是敏而好学。而我只是个半中不西的医生，恐怕难入仲景之门啊。"

萧遥连忙说："我只是一个不称职的导游，把你领到这些经方派的大家身边，你有此机缘，一定要把握机会，领略到这些大家的精髓，才不枉此行。你们这些经常面对急重症的医生，临床能力是最强的，对生理病理的把握、对病情轻重缓急的掌握也是最好的，以你的基础和悟性，一定可以学好经方的。不过你一定要放下成见，放下以前故有的思维。"

远处一只小艇驶过，艇上传来阵阵悦耳的歌声，"不养春蚕不织麻，荔枝湾外采莲娃。莲蓬易断丝难断，愿缚郎心好转家。荔枝湾外夕阳沉，荔枝湾下野水深，郎过泮塘莫折藕，藕丝寸寸是侬心。"

萧遥问孟飞："你知道这是什么艇吗？"孟飞摇摇头。萧遥笑道："这是小花艇，船上歌妓正唱着有名的民歌《羊城竹枝词》。这些歌妓打扮清雅，并没有抹太多的脂粉，一身淡雅的旗袍，挑拨琵琶，清歌一曲，与张艺谋《金陵十三钗》那些妖艳'钗'相比那又是另外一种风韵。花艇是被有钱人雇了，从珠江驶过来的。到了时节，这荔枝湾就会游艇如鲫。花艇也叫紫洞艇，大的紫洞艇装饰更精美，有大花罩，彩灯，看上去花花绿绿。一般是两层平底船，有钱人家吃饭、宴客用的，

第六回 荔枝湾畔再论道

还可以雇乐队、歌妓，上层两桌，下层四桌，艇头还可以摆两桌，再大的还可以分几个厅。为了吃生猛海鲜，有些花艇后面带只小艇，在水里现场打捞，现场煮。坐紫洞艇沿着珠江两岸，一边吃饭听曲，一边欣赏岸边的美景，真是气派极了。广州人叫这种游玩方式叫'游河'，就是太贵，包一天要十两银子，要不然多想也雇一艘，请上四大金刚，听曲论经，此乃人生一大美事也。你见识过那些歌妓吗？有苏州帮、扬州帮、广州帮，个个燕瘦环肥，能歌善舞，甚至能吟诗作对。到了20世纪30年代，'荔枝湾风情'的鼎盛时期，此景可连绵到沙面长堤一带，可惜此景不再了。"

孟飞听得有点烦了："别扯那些风月事，真是朱门酒肉臭。"萧遥反驳道："难道喝咖啡高雅，吃大蒜就低俗？听音乐会高雅，听曲就低俗？而且这歌妓里面古有李师师、苏小小，今有小凤仙，这都是才貌双全、有情有义的奇女子，要不，怎会有那么多文人骚客流连此间？"

孟飞不想再和萧遥纠缠那些风月事，说道："行了行了，你再说说，学习经方还有什么窍门没有？我看你的学问是今非昔比啊。"

萧遥说："先说说仲景选药吧。仲景选药多自《神农本草经》，绝不芜杂。徐灵胎曰：'汉末张仲景《金匮要略》及《伤寒论》中诸方……其用药之义，与《本经》吻合无间'。《伤寒论》《金匮要略》两书药物仅156味，其中《伤寒论》仅用93味，核心药物不外乎四五十味。仲景运用这些药物，巧妙组合，却足以对付临床常见病。而这93味中，载于《神农本草经》者就有81味。"

孟飞又追着问："你们说仲景组方严谨，这又是怎么个严谨法？"

萧遥笑道："仲景是一药一证，一方一证，如徐灵胎所说'一病必有一主方，一方必有一主药''一药有一药的性情功效'，所以经方家用药，加减一味必有加减一味的道理。仲景的方都是以一些小方为基础的，这些小方都有自己的主治范围。"

孟飞又问："能举个例吗？"

萧遥答道："看仲景的方，首先要留意小方如：桂枝甘草汤治'心悸'，芍药甘草汤治'脚挛急'，甘草干姜汤治'吐涎沫'，甘草麻黄汤治'里水'。其他各方则在小方的基础上根据症状加减组合。这些小方就是我们破解仲景原意的密码本。"

"试看《伤寒论》第64条：'发汗过多，其人叉手自冒心，心下悸，欲得按者，桂枝甘草汤主之。'从这条我们就可以看出仲景治悸之端倪，试看含有桂枝的方剂：桂枝汤治'气上冲'，苓桂术甘汤治'心下逆满，气上冲胸，起则头眩'，苓桂甘枣治'欲作奔豚'，苓桂味甘汤治'气从少腹上冲胸咽'，茯苓甘草汤治'伤寒厥而心下悸'，五苓散治'脐下有悸'，这些以桂枝甘草汤为基础的方都可治'悸'。由此延伸，由桂枝汤组成的炙甘草汤治'伤寒，脉结代，心动悸'，更是治疗心律失常的千古名方。《经方实验录》中共载曹颖甫的四案，并转载了陈伯坛一案，皆是以炙甘草汤治疗心悸。足见粤沪两位经方大家，解读《伤寒论》虽各有见地，然审证用药却是一致的。曹氏弟子姜佐景也说：'余用本方，无虑百数十次，未有不效者。'如果我们能抓住桂枝治悸这个关键点去理解这些方剂，自然就可以把这些方用活了。曹颖甫曾说'脉结代，心动悸，炙甘草汤主之。此仲景先师之法，不可更变也。'也就是说，只要是'脉结代，心动悸'，就该用炙甘草汤，'方证对应'是仲景先师的不二法门。"

"芍药甘草汤治'脚挛急'，其实是解除痉挛状态。用在肢体，是解除肢体痉挛，如芍药甘草汤和黄芪桂枝五物汤；用在腹痛，是解除平滑肌痉挛，如小建中汤、真武汤、大柴胡汤等；用小青龙汤则是解除支气管痉挛。"

"甘草干姜汤治'吐涎沫'，其实对分泌物清稀的都有效，如甘草泻心汤治皮疹渗液，小青龙汤治白色泡沫痰。再有麻黄甘草汤治里水，由麻黄甘草汤组成的越婢汤、大青龙汤等都可发汗消肿。所以说，仲景每加减一味药都有其必须加减的道理。而通过了解小方的主治范围，我们又可以更好地掌握大方的主治范围。如果你按照这个思路去学，就可以把《伤寒论》学活了。"

"我这次给你带来的清朝莫枚士的《经方例释》讲的就是仲景严谨的组方思路。他在讲麻杏石甘汤的时候提到：'此还魂汤（麻黄、杏仁、甘草）加石膏也。法自麻黄、白虎二方合用，以外无热，故用麻黄汤而去桂枝；以内无烦渴，故用白虎汤而去知母，各有精义。以此方视越婢，主治大同，但此喘而加杏仁，彼不喘自无杏仁。经方用药之例，其严如此。'在越婢汤中言：'此亦甘草麻黄汤之加法也。与麻杏甘石汤同体，故亦治汗出，无大热之症。'你想知道仲景的组方思路，可以好好读读这本书。"

孟飞问道："炙甘草汤又名复脉汤，炙甘草汤中有大量生地，那么，此方的主药是甘草，还是生地？如果说桂枝、甘草是治疗心悸的关键，难道主药是桂枝不成？"

萧遥答道："本方三分阳药七分阴药，甘草用至四两，生地黄用到一斤。所以有人认为名为炙甘草汤，自然应以甘草为君；有人认为以重为君，说地黄是主药。但从解决主要矛盾、主要症状'脉结代，心动悸'的角度来说，桂枝才是主药，炙甘草、枣、地、冬都不是主药。当然有人会说，针对病机者方为主药，那就见仁见智了。七分阴药中，地冬占比例也较大。但我终觉得本方去了桂枝则无从治悸。从一些病人服本方后腹泻，减去地冬麻仁，治悸之效仍存可知。再看《经方实验录》中一案，下利二三十日而兼心悸，曹氏以附子理中汤合炙甘草汤治疗，此案也是相当值得我们细细品味的。但从本方补虚，治肺痿、虚劳的角度看，则又可视地、冬、胶、枣、草为主药。我认为这可能就是'仲景立方遣药的整体用意'吧。

按仲景的用药规律来看：心下悸、心动悸、脐下悸（悸包括惊气上冲、奔豚）等证之方除炙甘草汤外如苓桂术甘汤、苓桂甘枣汤、苓桂味甘汤、桂枝汤、桂枝加桂汤、小建中汤、桂枝甘草汤、五苓散、柴胡加龙骨牡蛎汤、桂枝去芍药汤、桂枝去芍药加蜀漆牡蛎龙骨救逆汤、桂枝加龙骨牡蛎汤、桂枝甘草龙骨牡蛎汤……无不有桂枝的。因此，炙甘草汤的主药应是桂枝。离开桂枝，我以为是无从治悸的。联想到后世的加减复脉汤（炙甘草汤除去参、桂、大枣、姜，再加芍药）是徒有复脉之名而无复脉之功的。吴鞠通所说，此方治'心中憺憺大动'是臆想而已。试想炙甘草汤除去参、桂、大枣、姜，剩下的无非是一些养阴药的堆砌，可以说是方不成方矣。"

"尤有甚者是加入白芍，更是犯仲景用药通则之大忌。为什么这样说？仲景曰：'太阳病，下之后，脉促胸满者，桂枝去芍药汤主之。'何谓脉促？数而时止谓之脉促。在这里胸满其实是心悸的互词，是心悸的另一种表现，临床上相当一部分心悸的患者都诉说自己胸翳、胸闷，那就是胸满。先暂不管仲景去芍药的机理是什么，但首先要记住脉数而时止、心悸仲景是概不用芍药的。如炙甘草汤是桂枝汤的类方。说得准确一点是桂枝去芍药汤的加味方。如上所说，实质上脉促、胸满也就是脉结代、心动悸的另一种表现。桂枝去芍药汤同样可以治脉结代、心动悸。所以，明如叶天士、吴鞠通（其实加减复脉汤是吴氏从《临证指南医案》移植过来的）也未明仲景这方面的用药规律。当然，从炙甘草汤组方看，此方内有大队的滋养药，生地用一斤，大枣用三十枚，还有阿胶、麦冬、炙甘草等，其滋养作用是不容忽视的。但绝非纯滋养就可治心悸'心中憺憺大动'。其实，仲景治心悸是根据病情的缓急轻重及病机的兼寡、见证的繁简，在桂枝汤的基础上配伍而成上述各方的。如急而兼证较少者用桂枝甘草汤、阳虚者与附子同用（脉促、胸满者桂枝去芍药汤主之，若微恶寒者，去芍药加附子主之）阴虚者与地冬同用（炙甘草汤）、营卫虚弱者与饴糖同用（小建中汤）、奔豚者桂枝加桂汤更加桂枝二两（用桂五两）、脐下悸欲作奔豚者苓桂甘枣汤（欲作而未作，故只用四两）、兼证繁复者如胸满、烦、惊，用柴胡加龙骨牡蛎汤等。"

孟飞听了萧遥的解释，简直有点惊诧，竟然有人这样解释炙甘草汤！他又问："本方以清酒七升，水八升煎煮。清酒是什么？清酒的作用是什么？"

萧遥眯着眼睛，故弄玄虚地答道："汉时未有蒸馏酒，故不会是高粱酒如茅台、五粮液之类。据柯雪帆说'是农民自酿的米酒，冬季刚酿成时酒呈奶色，储藏到来年春天，酒精度数略为增加（约20°左右），色澄清，称为清酒。'在我看来现在可代之以花雕酒。历代注家多认为用'清酒通经'，柯韵伯则曰：'清酒引之上行'。但细观仲师之地黄方，如胶艾汤亦与酒同煎，但胶艾汤乃止血方，无须通经，更无须引药上行，可见伤寒注家常落臆解俗套，非仲景原意也。试想药与酒同煎，汤成则酒精俱挥发殆尽，何以再能通经、上行？近人解释此方用酒同煎是'溶媒作用'，有利于地黄、麦冬等有效成分析出，应为仲师本意也。"

孟飞又问道："为何要用麻仁呢？"

萧遥答道："这里的麻仁也可能是火麻仁、胡麻仁、芝麻（唐容川说是芝麻）。究竟此方应该用那一种？我没有考证过。有文章说'火麻仁有修复受损心肌细胞'的作用。因此不应以为麻仁只是润燥通便而忽略之。也有些人认为麻仁一药不可解，干脆以宁心安神又可润燥的枣仁或柏子仁代之。柯韵伯就认为：'麻仁为后人所误，应为酸枣仁'。此说我不以为然。徐灵胎说过'一药有一药之性情功效'。经方有时是不能私心自用、凭想象而随便更改药味的。当然，如果病人已经大便溏薄，麻仁可以去掉，甚至生地、麦冬的用量也可以减少，《经方实验录》中就记载了这样的一个案例。"

萧遥停了一停，接着说："对于炙甘草汤，剂量又是另一个值得我们关注的问题。据柯雪帆1983年发表在《上海中医药杂志》上《＜伤寒论＞和＜金匮要略＞中的药物剂量问题》一文说：'按汉光和大司农铜权推测东汉1两＝15.625g'。而据史学家吴承洛1937年《中国度量衡史》的考证汉1两＝13.9206g。1992年史学家丘光明经考证，在《中国历代度量衡考》一文中认为东汉1两＝13.75g。仲景当时用药无论如何也非李时珍等所说：'古之一两，今用一钱可也。'仲景的炙甘草汤可称是大剂，除清酒外共9味，每药的剂量也颇大。如按丘氏所考1两＝13.75g来折算：生地1斤约等于220g，炙甘草4两为55g，人参

3 两为 41.25g，桂枝 3 两为 41.25g，生姜 3 两 = 41.25g，阿胶 2 两为 27.5g，麦冬半升约为 45g，麻仁 1 升约为 50g，大枣 30 枚约为 75 克（按 1 枚 = 2.5g 计）。本方总剂量约 596.25g。"

"关于本方的临床用量，我认为可根据病情结合医者的用量习惯而定。但不宜与原量相差太远。当然也可以根据病情调整各药之间的比例。如腹泻便溏可减生地、麦冬、麻仁的用量。如真阴亏损严重者可减轻桂枝、生姜用量，心悸重者可加重桂枝用量。我通常的剂量：生地 30～90g（最重用 150g）、炙甘草 15～30g、党参 30g（病重者用高丽参 10～15g）、桂枝 10～30g（病重者常用 45g，另加肉桂 10g）、麦冬 30 克、麻仁 30 克、阿胶 15g（烊化，兑药中）、大枣 15～30g、生姜 10～15g。"

孟飞听了萧遥的高谈阔论，先是惊诧，到后来简直愣住了。正当他拼命消化萧遥刚才说的话的时候，远处涌面上摇过来一艘小艇，萧遥拉着孟飞向小艇走去，准备扬手叫停艇家，孟飞急了："你想上花艇啊？"萧遥笑得都快站不稳了，"我哪有钱请你上花艇，而且坐花艇这么高级、雅致的活动，是要提前预约的，你以为是'打的'啊？这是卖艇仔粥的，荔枝湾除了花艇还有卖水果、卖咸酸、卖各种小吃和香烟的小艇，光是花艇怎会有游艇如鲗的景观呢？"

此时艇上传来了叫卖声，"香滑艇仔粥，香滑艇仔粥……"孟飞有点尴尬，只好说："哦，原来艇仔粥是因为在艇上叫卖而得名的。"萧遥笑道："对啊，艇仔粥里主要放些小虾、鱼片、蛋丝、海蜇之类，还配上葱花、花生、浮皮（广东特色食品，由猪皮做成，可煲、炖、滚还可以烩羹）、油条屑，粥底绵烂，粥味鲜甜，集众多物料之长，爽脆软滑兼备。"

听萧遥这么卖广告，孟飞都要流口水了。于是，两个人便跟艇家买了两碗粥，吃起来。

孟飞笑道："这粥的鲜味和口感真是前所未有啊。"

萧遥说："我今天就把我所有学习《伤寒论》的方法都说了吧，我们还可以把关于同类症状的条文归纳起来，对照学习。如把关于腹痛、发热、呕吐等等的条文归纳在一起，这样就方便我们仔细体会同治一个症状的各个方的微妙差别。成无己的《伤寒明理论》就是一本症状鉴别的书，这本书列出了 50 个症状，分别比较治疗这个症状的各条方。如发热'伤寒发热，何以明之？……所谓翕翕发热者，谓若合羽所覆，明其热在外也，故与桂枝汤发汗以散之；所谓蒸蒸发热者，谓若熏蒸之蒸，明其热在内也，故与调胃承气汤攻下以涤之。……然少阴病始得之，亦有反发热者，盖亦属其表也，特与麻黄细辛附子汤发汗者是已。"

吃了些粥，萧遥又开始说了："仲景的药，一个药也不单只有一个功效，如麻黄就有六大功效，①解表发汗（麻黄汤、大青龙汤）；②止痛（葛根汤、乌头汤）；③平喘（麻杏石甘汤、小青龙汤）；④利尿消肿（甘草麻黄汤、越婢汤、大青龙汤）；⑤振奋沉阳（麻黄附子细辛汤、续命汤、还魂汤等）；⑥破癥坚积聚（后世的阳和汤、五积散等）。如徐灵胎所说：'在此方则取此长，在彼方则取彼长'，这些也是我们在读《伤寒论》时需要细细体会的。"

他停了一下说："还有，很多方也不只治一个证，如小柴胡汤就有20 条条文论及，我们读《伤寒论》时必须前后互参、比较。"

孟飞心想："原来历代研究经方的人还真不少，他们研究《伤寒论》并不像一般注家，讲一堆道理，或者把《伤寒论》解释得深不可测。而是通过症状鉴别比较，每个药物、方剂特有的证的研究，你完全不需要理法方药地论一番，可以直接辨证施治。虽然都是经验总结，没有循证基础，但是他们这种思维，似乎已经类似于西医的临床思维了。不过这还是中医吗？这样真的可以像萧遥说的提高中医的疗效吗？"孟飞始终是半信半疑。

萧遥说："要学好经方，读前人的医案也是很重要的，所以我才要把你带到这些经方大家的身边，身临其境地去体会他们的辨证思路。你知道许叔微的《伤寒十九论》吗？"

孟飞摇摇头。

萧遥说："许叔微是宋人，《伤寒十九论》是最早的一部完整的医案集，也是一部不可多得的经方医案，所以我才给你带来了。"

孟飞想，萧遥为了让自己学会经方，可算是煞费苦心，计划周详，因他"绑架"自己而产生的埋怨，顿时烟消云散。他又发问了："萧遥，你说说四大金刚的故事吧。"

萧遥继续说："大名鼎鼎的陈伯坛，我以前跟你说过很多了，不过他这个时候正在忙着复习，准备明年科举。其实也是白忙活，中举有什么用？科举这种八股取士的办法，只能禁锢人的思维，马上都要被废止了。易先生你也见过了，他世代业医，行医看病占据了他生命的全部，可惜他著有的《集思医编》已散失，只有这本《集思医案》存世。谭星缘是南海举人，他的情况大家了解得都不是很清楚。黎庇留是顺德人，名天佑，今年48岁，在流水井也就是西湖路设医寓，他给医寓起了个名字叫'崇正草堂'。1925年出版了《伤寒论崇正篇》。新中国成立后他的儿子又将他的医案整理成书，也就是我这次给你带来的《黎庇留医案》。这四个人是心性之交，每于灯残人静之时、酒酣耳热之际畅谈灵素论略之理，意思层出，足以补前贤所未逮。他们希望可以'挽狂澜于既倒'，做中医的'中流砥柱'。"

孟飞感慨地说："如果可以听听这四大金刚论医就好了。"

萧遥笑道："也好，我们回去和易先生商量一下，把这四大金刚都请来。我这次来，除了给你带书，也是想找机会，再听听这四大金刚讲经方。"

这两个人的小算盘真的能够打响吗？欲知后事如何，且看下回分解。

第七回：集易庐师徒问对

上回讲到萧遥和孟飞对四大金刚非常仰慕，可是他们想参加四大金刚的聚会却不是那么容易。

萧遥和孟飞从荔枝湾带了一篮马蹄回来，让易师母给他们做正宗的泮塘马蹄糕。吃马蹄糕的时候，萧遥拉着易巨苏说："师傅，您老人家很久没见过黎先生了吧？想必十分想念他，不如约他见见。我备了上好的'一品金'，到时候可以来个一醉方休。"

"一品金"是西关名酒，也是易巨苏最喜欢喝的酒，是用新会陈皮、山梨、岭南荔枝干、岭南龙眼干、核桃、鸡心红枣等 13 种味料酿成的。相传曾是唐太宗赐给少林寺僧人的御酒，故得名。

易巨苏瞪了他一眼，语重心长地说："虽说'师者，所以传道授业解惑也'，但师傅只能从旁点拨，把你领进门，修行完全靠个人。一个好的师傅，教的主要不是一方一证。教一方一证容易，教辨证的思维却难。更难的是，教会徒弟怎样做人，如何治学。只有端正了这一点，才能保证这个人最后不致误入歧途。同一个师傅教出来的徒弟，怎么成就还大不相同？学得不好的徒弟埋怨师傅偏心，其实不然，同一席话，非其人，故不能明其深意而已。比如《孙子兵法》一书，即便鬼谷子将其授予庞涓，以他的心性，他能领悟其中奥妙吗？萧遥啊，仲师的原意，光靠我说是没有用的，关键是你得自己琢磨，不但要琢磨，还要自己用，知道吗？"

萧遥点点头，念道："弟子规，圣人训。首孝悌，次谨信。泛爱众，而亲仁。有余力，则学文。"

易巨苏又瞪了他一眼，说："'非淡泊无以明志，非宁静无以致远。

夫学须静也，才须学也，非学无以广才，非志无以成学。淫慢不能励精，险躁则不能冶性'。要心静，耐得住寂寞，潜心苦读，才能领悟到仲师的原意。还有，做学问的人首先要修身、立德。仲师的学问，只有心地纯正的人，才能真正学好，否则聪明反被聪明误。你最近心太野，罚你足不出户十天，闭门思过。十天后我要看看你最近有没有长进。"

萧遥继续念："'菩提本无树，明镜亦非台。本来无一物，何处惹尘埃'。"

易巨荪让他气得哼了一下，背着手走开了。

孟飞责备萧遥："你怎么这样，跟易先生这么阴阳怪气地说话。"

萧遥笑道："孟飞兄，这你就不懂了，师傅念的是诸葛亮的《诫子书》，我们师徒在对诗呢，师傅的意思我明白，我今天就开始闭门读书，肯定不会辜负他老人家的厚望。"

孟飞无奈地摇摇头，这两师徒天天闹，又非要待在一起。对诗？不可理解。

从这天起，萧遥果真开始埋头苦读，准备十天后易巨荪的考试。

最近，医庐的病人不是很多，易巨荪大多数时间都待在后院种兰花，如果没有病人，他可以一整天都待在后院，一边栽花，一边看《西游记》，他称此为"耕读"。

孟飞闲着没事，又开始四处逛。他本来是想去看"木头公仔戏"的，西关的"木头公仔戏"非常出名，他们每到一处，就用几个竹竿架起，搭台开锣，台约一个人高，下面遮一块布屏，上面两旁彩布挂起，中间留一个四四方方的大空间，就算戏台。木偶戏班一般有六七个人，有敲锣的，有打鼓的，其余两三个人拿着木头公仔表演，有唱有做，栩栩如生。

走在路上的时候，孟飞碰见了一个串游方医，这种所谓的医生在19世纪还是很盛行的。他穿着一身汉式的阔衣长袖，长裤布鞋，脚打绑腿，肩挂药箱，左手托一个中空的竹筒，外面缠上蛇皮，敲起来"蓬""蓬"声，家中的大人讲到他们时，往往会借以吓唬小孩说："看

第七回 ❀ 集易庐师徒问对

你听不听话，不听话让'蓬蓬佬'把你抓走。"

孟飞撞见他的时候，他正在给一个老妇人"看病"，他说："我专医奇难杂证，药到回春一扫平。大婶，我看你印堂发黑，近期必有大病，我给你一贴神药，必能替你消灾避祸。"老妇人信以为真，连连道谢，准备买他的药。

孟飞见了便上前制止，"大婶，哪里有这样的神药，药必须针对病证，这样的药才能吃，世上绝没有神药。"

老妇人听了马上就急了，说："你这个假洋鬼子，不要在这里散布谣言，人家神医是一番好意，你别辱没了人家。"老妇人说完买了药就走了，串游方医也得意地走了。

孟飞气死了，直接就回医庐去了。中医的科学性为什么会被质疑，很大程度归咎于这些串游方医，他们根本不懂中医的理论，而且大多是完全不会看病的。还有凉茶铺和武馆那些对中医一知半解的人，一些号称懂医的和尚、道士，他们打着中医的幌子，妙语生花，招摇过市，号称有包治百病的秘方。就像这些年出现的那个张悟本，他跟中医根本就不沾边，可是他偏偏就要打着中医的旗号骗人。让不知就里的人认为他们也是中医的一员，质疑他们疗效的同时，连带也质疑中医的疗效。不过回头一想，一些胡乱用药的庸医和他们又有多大的差别呢？归根结底是那些根本不会辨证施治的人，坏了中医的名声，真是可悲到了极点。

怎么才能使世人明白什么才是中医？其实关键在于疗效，如果吃了中药以后，病人只有一个似有似无的疗效，那么中医肯定抵御不了西医的冲击。孟飞自己不也是因此而质疑中医的吗？如果只有似有似无的疗效，理论说得再好，那确实和串游方医也没有太多的实质性的区别。所以说疗效是决定中医存亡的关键。

通过这些天的观察以及和这师徒俩的交流，孟飞觉得，他们还是有一定道理的，不过仲景的方真的能有确切的疗效吗？对他们这种与主流大相径庭的思路，孟飞始终有所保留。

时间过得很快，一眨眼，已经到了十天后的正午，易巨苏来了，他问的是医案。

易巨荪问道："我的同乡吕少薇的妻子，生产后数日，大便难，呕不能食，微眩晕。用补药未效。用何方？"

孟飞心想，问妇产科的病，萧遥肯定答不上来了，平时妇科病都是请会诊的。这个产妇，应该是失血以后，有效血容量不足，加上生产影响和卧床时间太长，影响肠蠕动。有什么办法？补液，再用一点泻药吧。中药，谁记得妇科的方啊。

可萧遥马上回答："柴胡汤治新产妇郁冒原有是法。《金匮要略·妇人产后病脉证治》：'产妇郁冒，其脉微弱，不能食，大便反坚，但头汗出，所以然者，血虚而厥，厥而必冒。冒家欲解，必大汗出。以血虚下厥，孤阳上出，故头汗出。所以产妇喜汗出者，亡阴血虚，阳气独盛，敢当汗出，阴阳乃复。大便坚，呕不能食，小柴胡汤主之。'"

易巨荪说："对，这是产后郁冒，此证源于血虚。我当时主以小柴胡汤，柴胡用至八两。举座哗然，认为产妇吃了这个方，必死无疑。吕少薇是吕叔骏的侄子，由于吕叔骏儒而通医，力主服我的方，他说：'这是古人治产妇郁冒的办法'。果然不出我所料，一服即愈。"

孟飞不解地问："大便不通为何不用硝黄？"

易巨荪继续说："《伤寒论》第204条：'伤寒呕多，虽有阳明证，不可攻之。'第230条：'阳明病，胁下硬满，不大便而呕，舌上白苔者，可与小柴胡汤。上焦得通，津液得下，胃气因和，身濈然汗出而解。'这种情况虽大便不通，也无需用硝黄攻下。"

孟飞想："治疗往来寒热、半表半里的小柴胡汤，还可以治产后病？这就是所谓的方与证相应，真是神奇，我用药的思路确实太局限了。这条文就是萧遥说的条文中的一条吗？可是有这样用柴胡的吗？"于是问："易先生，我们在南洋，柴胡都是用几钱的，您怎么用八两？"

易巨荪回答："柴胡非重用不足以为功。仲师小柴胡汤用柴胡八两，古之一两，准今三钱许，当得二两四钱，古方日三服，则每服得量八钱。世人信叶天士之言，认为'柴胡劫肝阴'，吓得视柴胡为狼虎，勉强用之，但最多不过二钱，日二服，每服得量钱许，其实越不用，就越没有经验，故今人用小柴胡汤往往不能取效。世人只见叶氏之言，却不见徐灵胎批评于后，同时吴下名医，同治吴人之疫，徐氏之语是最公道不过的。即便柴胡对肝阴有所劫夺，但是从来未有百利而无一弊的药物，难道桂枝辛温，干姜燥热，附子刚烈，芩连苦寒，我们全部都不用？我们应该允许药物有偏性。况且组方是存在配伍的，你不是问过关于仲景的寒热并用的方剂吗？寒热相配，往往就是为了纠其偏性，使患者更能耐药。"

易巨荪又问："曾小文之妻吕氏，外感发热恶寒，月事适来，口苦，咽干，胸胁满痛，不能转侧，且触动平时痰喘，气上逆不得息。医者见气促的症状，就给予苏子、半夏、沉香、陈皮、北杏一派化痰降气的药，症状未见半点好转，而其谵语如见鬼状。家属非常着急，又临近大寒，已经准备办后事了。因为她是吕祖贻的岳母，祖贻与我交好，故请我去一试，萧遥你说用何方？"

孟飞想，这怎么又是妇科病？气促、痰喘，是要化痰平喘，但用化痰平喘药无效，应该是药力不够吧，萧遥不是说过小青龙汤可以平喘，我们以前学小青龙汤的时候不是说这个方治外寒内饮吗，应该是这个方吧？

可萧遥不慌不忙地答道："痰饮是宿疾，外感乃是新病。热入血室也是典型的小柴胡汤证。《伤寒论》144条：'妇人伤寒，发热，经水适来，昼日明了，暮而谵语，如见鬼状者，此为热入血室。其血必结，故使如疟状，发作有时，小柴胡汤主之。'所谓'血室'，张景岳在《类经》认为是女子胞，在《景岳全书》中认为是冲脉"。

易巨荪补充道："宋朝许叔微的《伤寒九十论》也有一案，病人恶寒发热七八日了，发病时正值月经来潮。症见：恶寒发热，喉中涎响如锯，目瞑不知人，夜间谵语，如见鬼状，病势极重。许叔微认为这是热入血室，曾用热药，故致胸膈不利，三焦不通，涎壅上脘，喘急息高。他先急以一呷散投之化涎，两个时辰后涎定得睡，是日遂省人事。自次日起以小柴胡汤加生地黄除热，三投热除，无汗而解。"

孟飞想："啊，经方的疗效原来真的是可以重复的，从张仲景到许叔微，再到易巨荪，太神奇了。"

易巨荪又问："梁镜秋茂才（茂才即秀才，东汉时避刘秀之讳，而改称茂才）的弟弟，往来寒热，头痛，口苦口渴，微有咳，用何方？"

萧遥答道："《伤寒论》第96条：'伤寒，五六日，中风，往来寒热，胸胁苦满，嘿嘿不欲饮食，心烦喜呕，或胸中烦而不呕，或咳，或腹中痛，或胁下痞硬，或心下悸、小便不利，或不渴、身有微热，或咳者，小柴胡汤主之。'此案就是典型的'往来寒热，胸胁苦满，嘿嘿不欲饮食，心烦喜呕'四大主症。"

易巨荪点点头，"治疗后，其他症状本来都好了，只剩下大便秘结，六七天都没有大便，又开始头痛了，日晡时有潮热，用何方？"

萧遥回答："这是第104条：'伤寒十三日，不解，胸胁满而呕，日晡所发潮热，已而微利，此本柴胡证，下之以不得利，今反利者，知医以丸药下之，此非其治也。潮热者，实也。先服小柴胡汤以解外，后以柴胡芒硝汤主之。'这里有潮热，和前面无需硝黄攻下之证又有不同。"

易巨荪满意地点点头。

孟飞心想："这两个平时看总是不搭调，但是谈起经方却可以默契到如此程度。人与人的交流就是这么怪。很多有学问的人，要选徒弟，都会用一些别人无法理解的办法去试探，因为如果是'非其人'，那么花再多的力气，用再多的时间，也只能学到皮毛。就如易巨荪说的'同一席话，非其人，故不能明其深意而已'"。

回想这些天，听这师徒两人讲的病例，似乎很多病人的临床表现和《伤寒论》的条文里面描述的是一模一样的。《伤寒论》好像就是一本医案集，如果是这样的话，那么确实像萧遥说的，一样的症状群，前人无数次用同一条方可以治好，我们今天应该也是可以的。他们这种与主流大相径庭的临床思路，确实不是没有道理的。现在萧遥对仲景方的认识远远超过了自己，难道自己是易巨荪说的"非其人"？他想起了当日在华林寺，老和尚对他说的话，难道是自己成见太深，所以始终未能接受他们的辨证思路？

既然短期回不去21世纪，那就好好跟他们学习一下。在完全没有西医干预的情况下，才可以真正地观察中医的疗效。孟飞自己也很想知道中医是不是真的只是一种安慰剂。他并不希望中医是这样的，所以他也很想用事实推翻这种论调。

易巨荪似乎看出了孟飞的心思，说："孟飞啊，萧遥就光会耍耍嘴皮子，平时懒惰成性，也不如你心静，那天我敲了石栏杆三下，如果是他就不会像你一样知道三更去找我，他自视过高，聪明反被聪明误。你可要多督促他学习。"

孟飞连连说："易先生，我得你们师徒指点获益良多，以后还请您多多指导。"

萧遥看易巨荪今天心情挺好，于是说："师傅所言甚是，徒弟一定谨记您的教诲，夹着尾巴做人。不过您考了我半天，如果答得还可以的话，徒弟能讨些奖赏吗？要不您今天就说说小柴胡汤吧。20条条文，够复杂的。"

易巨荪瞪了他一眼，说："你的劣根性又来了，懒惰成性。你什么时候才能长记性，记住我的话？"

但他还是说了："我还治过一个姓陈的同乡，在乡下吃了狗肉后行房，第二天到省城来，就发病了，恶寒发热，头痛，腰痛，头重眼花，我用小柴胡汤去参夏，加竹茹、花粉，三剂就好了。这几个都是小柴胡汤证。"

"说到小柴胡汤的条文，在《伤寒论》里面是最多的。多于桂枝汤的14条，麻黄汤的10条。小柴胡汤非专为少阳而设，太阳篇、少阳篇、阳明篇、厥阴篇、瘥后篇均有此方。萧遥，你知道读这些条文关键点在哪里吗？"

萧遥答道："关键在第96条，'往来寒热，胸胁苦满，嘿嘿不欲饮食，心烦喜呕'是四大主症，其他所有的条文所列出的症状都是围绕这个展开的。"

易巨苏点点头，说："这20条里面，有14条明确指出发热，一般人对小柴胡汤热型的印象会停留在'往来寒热，休作有时'上，其实不然，小柴胡汤的热型还包括：'日晡所发潮热''潮热'等，也可以是'四肢苦烦热'、'手足温'，所以不能拘泥于'往来寒热'。各种热型里面，还有比较典型的，如'呕而发热'、瘥后发热、反复发热，一见此证用小柴胡汤就基本不会错了。"

"日晡即申时，下午3~5点，阳明旺于申酉戌，很自然联想到阳明病来，日晡潮热一般认为是大承气汤的证，其实不然。仲师论及日晡潮热的有3条，分别是柴胡加芒硝汤、大陷胸汤、大承气汤。所以我们读《伤寒论》的时候，不能想当然。"

"'胸胁苦满'是各柴胡类方共有的症状，如大柴胡汤是'心下急，郁郁微烦'，柴胡桂枝汤是'心下支结'，柴胡加龙骨牡蛎汤是'胸满烦惊'。"

听了易巨苏深入浅出的讲解，孟飞对易巨苏说的'仲景的原意，就只能在《伤寒论》里面才能找到'又有了深入的理解。读《伤寒论》一定要前后互参，同一方的各个条文要比较着看，同类症状的条文也要比较着看。诚如这师徒二人所言，只要你能跳出原来的框框，用仲景的思路去思考，你就可以在仲景方里面找到很多瑰宝。

孟飞打消了想马上回21世纪的念头。虽然他也主持着好几个课题，但是他知道，这种照搬西医的循证医学的研究，对中医的临床是毫无指导意义的，中医药到底怎样才能更好地参与到临床实践中，这也是他多年来想要搞清楚的。所以，他决定留下来，通过自己在临床中的仔细观察，看看易巨苏所说的"按着仲师思路，用仲师的办法治病"到底是不是提高中医临床疗效的有效途径。

孟飞的思想在易巨苏和萧遥的影响下开始发生转变，他会成为仲景的门徒吗？欲知后事如何，且看下回分解。

第七回 ❀ 集易庐师徒问对

55

第八回：庆堂天佑同治病

上回讲到萧遥终于决定留下来了。从那天起，他和萧遥便一起在集易草庐跟着易巨荪看病。

这天来了两个中年男子，其中一个一进门看见易巨荪，便急切地说："易先生，可找到你了，赶紧跟我走吧，等着你去救命呢。"

易巨荪看见来人，便问："李秀才，你这是为什么啊？连黎先生也来了。"

来的这两个男子都是易巨荪的好朋友，所谓"心性之交"，一个中等身材，斯斯文文，他叫李绮珊；另一个四十来岁，身材魁梧，穿着青灰色的长衫，他姓黎，名天佑，也就是伤寒四大金刚之一的黎庇留。

李绮珊说："我们家太夫人，患腹痛，手足汗出，故请两位先生去看。"

易巨荪说："李秀才是饱学之士，亦通医术，在下不好班门弄斧吧。"

李绮珊深深一揖："你我三人乃至交好友，易先生为何要取笑在下。在下只是略读过些医书，经常得两位先生指点，甚是感激，医术怎么可以和两位先生相比。"

萧遥在一边听见，简直乐坏了，师傅和黎庇留要一起看病了，这场戏一定很精彩。他说："师傅，赶紧去吧，救人一命胜造七级浮屠。"

易巨荪听了，瞪了他一眼，萧遥马上不敢说话了。易巨荪一边劝慰李绮珊，一边跟他走。

萧遥拉着孟飞，赶紧跟在后面。易巨荪看他俩跟着，又瞪了萧遥一眼，没说什么，于是萧遥便拉着孟飞一直跟到李绮珊的家。

查看病人后，易巨荪说："此阳虚阴寒之证，当用四逆汤，黎先生认为如何？"

黎庇留点点头："易先生所言极是，此乃四逆汤证。如果像时医一般，一见腹痛便用芍药甘草汤治疗，那很容易会贻误病情，害人性命了。"

李太夫人服了几剂药就好了。

过了几天，他们再去看李太夫人的时候，李绮珊说"小妾病了很多天了，请了很多大夫都没治好，也请你们二位去看看吧。"

李绮珊的妾侍吕氏，是个三十来岁的中年妇女，平时没有什么病。这次是十多天前，月经后，突然出现恶寒发热，伴有腹痛，已经请过很多大夫，用或清或温的办法，均无效。

此时因为肚子痛得实在太厉害，正躺在床上，痛苦地呻吟，几乎都痛得要在床上打滚了，怪不得李绮珊会那么着急。

易巨荪问了一下吕氏平时月经的情况，吕氏答道："我平素月经都很正常，不会腹痛，这次没有见到血块，也没有其他特殊的情况。就是月经快完的时候，受了凉，就开始不舒服了。"

易巨荪问："这些天，你是一直都恶寒发热吗？"

吕氏答道："是啊，一到下午就发作，发冷得厉害，发热倒不是很严重，每次大约持续两个小时。"

易巨荪问："肚子痛呢？"

吕氏答道："开始不是很痛，后来痛得越来越厉害。吃不下，睡不着。"

易巨荪问："大便呢？"

吕氏答道："好几天没有了。"

易巨荪走上前去摸了摸吕氏的腹部，腹部胀满，但还不硬，按下去疼痛加重也不很厉害。

易巨荪看了看黎庇留问道："黎先生还有什么要问吗？"

黎庇留摇摇头说："易兄深谙仲景之道，经易兄这一问，已经很明白了。"

李绮珊说："你们两大金刚何不每人各写一张处方来，看看你们各有何妙诀。"

易巨荪微笑道："哈哈，如此甚妙，我与庇留贤弟，虽非瑜亮，但有时也会同出一辙的。"

孟飞心想："常言道：'十个中医九本经'，两个中医能开出一样的方？不大可能吧。这个吕氏是月经期受凉后开始恶寒发热，估计是感冒了，因为影响了肠蠕动，所以兼有腹痛便秘，不过没有压痛、反跳痛，所以还不是急腹症。一方面治感冒，可以适当补液；一方面灌肠把大便灌出来就好了。通大便，用大承气汤也可以。"

正在他想着的时候，萧遥在他耳边，喃喃地念道："此大柴胡汤证也"。此时易巨荪和黎庇留也已经分别把处方写好了。孟飞走过去一看，果然是大柴胡汤，这三个人开出了一模一样的方，孟飞一下子懵了。

易巨荪和黎庇留看着方子，得意地笑了。易巨荪说："月事后腹痛有寒热，这是小柴胡汤证，又兼便秘，是大柴胡汤无疑。我还曾治过两例，一例是梁瑞阶的外甥女，往来寒热，心下急，呕不止，大便不通，谵语。一例是李藻香的庶母，恶寒发热，谵语，口苦、口渴，心下急，作呕，大便不通。这两例都是用大柴胡汤，两剂就痊愈了。"

易巨荪瞪了一眼旁边的萧遥："萧遥，你背背大柴胡汤的条文。"

萧遥乖乖地背诵道："《伤寒论》第103条：'太阳病，过经十余日，反二三下之，后四五日，柴胡证仍在者，先与小柴胡汤；呕不止，心下急，郁郁微烦者，为未解也，与大柴胡汤下之则愈'。第136条'伤寒十余日，热结在里，复往来寒热者，与大柴胡汤'。《金匮要略·腹满寒疝宿食病脉证治》'按之心下满痛者，此为实也，当下之，宜大柴胡汤'。'恶寒发热'、'呕'、'心下急'，这和梁瑞阶的外甥女案以及李藻香的庶母案简直一模一样，丝丝入扣。"

易巨荪听了，又瞪了他一眼，冷笑道："不长进的东西，谁让你在黎先生面前嚼舌头，还有一条呢？"

萧遥故意一字一顿地回答："第 165 条："伤寒发热，汗出不解，心中痞硬，呕吐而下利者，大柴胡汤主之。'这条比较特别，不是便秘而是下利。"

黎庇留连连点头，"易兄果然是名师出高徒。"

易巨荪瞪了萧遥一眼，说："这个不成器的家伙，让黎兄见笑了。"

孟飞在一旁问道，"两位先生，为什么你们会不约而同选择大柴胡汤？攻下的方子有很多，为什么不用大承气汤？"

易巨荪答道："'往来寒热''心下急''心中痞硬'是大柴胡汤的主症，这个我先前和你说过的。这个妇人，像萧遥说的，和条文一模一样，丝丝入扣，所以我会和黎兄开出了一样的方。这就是我经常讲的，要用仲师的思路去看病。仲师用于攻下的方很多。大承气汤攻下力确实比大柴胡汤强，但是此方是用在热结明显、痞满燥实坚同时兼有的情况下。如同抵当汤、桃核承气汤用在血热互结，积术汤用在水饮。我摸她肚子，胀满，但还不硬，按下去疼痛加重也不很厉害，所以不用大承气汤，而且大承气汤也解决不了恶寒发热。黎兄你说是吧？"

孟飞想起了那天三更，他去找易巨荪时，易先生确实讲过大柴胡汤和大承气汤的区别。自己当时确实是没有好好听，好好学，没多久全忘了。难道自己确实是"非其人"，不能明白其中深意？孟飞有点郁闷。

黎庇留点点头，对孟飞说："如果你把你所见的症和仲景的条文对应上，你就会跟我们一样开出同样处方。我再和你讲两个许叔微《伤寒九十论》里面的医案吧。第一个开始时心烦喜呕，往来寒热，其他大夫以小柴胡汤治疗，不见好。许叔微诊之，见脉洪大而实，认为热结在里，不是小柴胡汤可以治好的。仲景云伤寒十余日，热结在里，复往来寒热者，与大柴胡汤。二服而病除。第二个是乡里豪绅，得伤寒，身热，目痛，鼻干，不眠，大便不通，尺寸俱大。已经几天了。前一天傍晚大出汗，许叔微认为应该赶紧用大柴胡汤下之。众医骇然，'阳明自汗，津液已竭，当用蜜兑，何故用大柴胡汤？'许叔微认为：'此仲景不传妙处'，据理力争，用大柴胡汤，两服而愈。从这两个医案看，他也是用这个思路看病的。"

他转过头对易巨苏说："诚如易兄高徒所言，大柴胡汤是小柴胡汤基础上去人参、甘草，加枳实、大黄、白芍。因为只是用枳实四枚，大黄二两，明显少于大承气汤，又无厚朴行气、芒硝软坚泄热，所以泻下热结之力远不如大承气汤。但此方是以小柴胡汤为基础的，故可以治'往来寒热'的柴胡证。如果和小柴胡汤比较，又因枳实、大黄、白芍三药之力，故可治'心下急''心中痞硬'。这白芍还有明显的止痛作用，腹痛明显可以加大白芍的量。莫枚士的《经方例释》对大柴胡汤是这样说的'大小承气汤峻，用以泄坚、满者也。如不至大坚、满，邪热甚，而须攻下者，又非承气汤之可投必也，轻缓之剂攻之。大柴胡汤缓，用以逐邪热也。'"

孟飞听完，心想："用这种思维看病的医生原来还不少，估计四大金刚都是这样的，要不然，他们怎么能谈到一块去呢。"他说："谢谢两位先生的教导，学生获益良多，把'所见的症和仲景的条文对应上'，那要对《伤寒论》的条文极其熟悉，两位先生熟读原文，深谙仲师的原意，学生十分佩服。"

病人吃了药以后，当天晚上就解了大便，腹痛也明显缓解，晚上可以安睡了。又吃了两天的药，他们再去看的时候，她已经没有恶寒发热，可以下床了。

吕氏看见易巨苏和黎庇留，连连道谢："谢谢两位先生的救命之恩啊。"

易巨苏和黎庇留异口同声地说，"这要感谢仲师啊。"

这个病人治好了，易巨苏和黎庇留都很高兴，于是他们带着萧遥和孟飞，穿过一片农田，又走了不远一段路，来到第十甫，这里和荔枝湾一样，河汉纵横，一片田园风光，这时还没有附近都市喧闹的痕迹。

他们来到一间近百平方米的老式西关大屋，这是一个茶室，抬头一看，上面挂着一个匾额"陶陶居"。孟飞问道："19世纪就有陶陶居，这就是康南海的手迹，《石门颂》的碑法？"

萧遥指着门口写着"天下第一家九龙泉山水茶"的绣着九条彩龙的彩旗说："对啊，有见识。这里泡茶的水都是小和尚从白云山'九龙泉'挑下来的，店主还十分会宣传，叫小和尚挑着水摇着旗，招摇过市，所以天天茶客都很多。"

他们穿过大厅，在小厅里坐下，小厅门口旁边放着一个已经点燃的小火炉，火炉用半截橄榄枝做炭，瓦煲里烧的就是"九龙泉"的水，真是十分讲究，所以茶客很多。

大厅还有个弹琵琶的琴师，这也吸引了不少为听曲而来的客人。

他们叫了店里的名菜，姜葱鸡、荔枝炒鱼球和一些小点心。等上菜的时候，大厅来了几个读书人，一进来，其中一个就很不高兴地埋怨另一个，"干吗跑这里来，听这靡靡之音，真是'商女不知亡国恨，隔江犹唱后庭花'。"

孟飞心想，这些愤青不会是"万木草堂"那个康有为培养出来、准备过两年参加"公车上书""戊戌变法"的吧？

黎庇留长叹道："夷人在我天朝大国作威作福，我看见沙面那些'鬼佬棚'，心里就不舒服。朝廷还把海军的军费拿去把乾隆爷的清漪园改建成颐和园，哎……"

鸦片战争后，英法两国在沙面设租界，筑堤建房，广州人经常把这些房子称为"鬼佬棚"。

孟飞心想："何止人祸，天灾马上就来了，过了年就要发鼠疫了。"

易巨荪长叹道："书生何以救国，唯有少惹点事非，多看两个病，其他的都是没办法的事，听天由命吧。"

黎庇留道："'居庙堂之高则忧其民，处江湖之远则忧其君'，这本是读书人分内之事。"

正当两位大师在忧国忧民的时候，萧遥说道："你们听，曲目变了。这是《赛龙夺锦》。"

易巨荪听了，瞪了他一眼。

萧遥诡秘地一笑。等曲子弹奏完，萧遥便问琴师，"师傅，这个是《赛龙夺锦》吗?"琴师一怔:"这位先生真是有见识啊，这是沙湾何博众的曲子，我都还没练好，看那几位爷不喜欢刚才的曲子，所以试一下弹这首，没想竟然遇见知音了。"

萧遥继续得意地说:"'沙湾何，有仔唔忧无老婆'，沙湾是很富庶的地方。这首《赛龙夺锦》讲的是端午节龙舟竞渡的情景，脍炙人口的《雨打芭蕉》也是何博众的作品。"

易巨荪又瞪了他一眼。可黎庇留却很认真地听着萧遥的介绍，他说:"谭兄也喜好音律，既然是新曲，下次可以请他来听一下。陈伯坛这段时间准备秋闱，我们已经许久不见，真想请他来一聚。"易巨荪点点头，表示同意。

四大金刚果真要聚会了吗? 欲知后事如何，且看下回分解。

第九回：无意仕途陈伯坛

上回讲到黎庇留提议四大金刚聚会。秋闱在即，要请陈伯坛并不是容易的事。

从陶陶居回来的第二天，易巨荪师徒一如既往，辰时起床，坐在医庐吃易师母做的明火白粥。明火白粥就是把腐竹、白果放进白粥里煮，这是广州人最喜欢的早餐，一则经济实惠，一则又可清肠胃。

突然有人推门进来，原来是南海总戎李斌扬派人来请易巨荪。易巨荪问来人：“我与你家主人素无来往，他请我何事？”来人说：“我家夫人病了，故来请先生。”

李夫人患了头痛，每次头痛发作前，头中都会隐隐作声，随后马上有血从鼻中流出。因为头痛经常发作，所以这位李夫人终日**郁郁寡欢**，精神很差，茶饭不思，肌肉消瘦，俨然一副林黛玉的模样。

李斌扬爱妻情切，请过很多大夫，可大夫们总是用些祛风活血之药，愈治症状愈厉害，于是请易巨荪到府中看病。

易巨荪来到李府的时候，座中还有一个老中医，说患者是脑下陷，无药可救了。易巨荪笑而不答，承诺15日就能治好。家属起初并未深信，但是素来听说易大夫医术高明，便姑且一试。易巨荪处以大剂当归补血汤加鹿茸数两，如期而愈。

易巨荪对萧遥和孟飞说：“‘精神颓，肌肉瘦’，可知是久病伤气及血，故处以当归补血汤。盖督脉从腰上头入鼻，又主衄血，故重加鹿茸以治督脉，不似他方之泛泛，故奏效也”。

孟飞趁易巨荪不注意的时候问萧遥：“易先生也用时方？”

萧遥说：“易先生间或也用时方，我以前不是跟你说过，经方派不是不用时方，只是尽可能用经方，而且用药恪守仲景法度。他们用时方也多是用这个思路，对症下药，绝不用泛泛之方。"

又过了几天，有一天，易巨荪见没有多少病人，于是跟萧遥说："萧遥啊，你准备一下，我们等一下去一趟陈氏书院。"

萧遥乐坏了，兴奋地说："是去找陈伯坛？"

易巨荪瞪了他一眼，正要发作的时候，突然他的同乡吕叔骏来了。

吕叔骏的长女嫁给了郑玉山孝廉的儿子，前几天回娘家，突然就吐血了，每吐则盈盆盈斗，全家都很着急。吕叔骏的三女婿梁镜秋秀才和家人商议，同乡有位易巨荪医术高明，故吕叔骏一早就来请。

到了吕家，易巨荪打量了一下病人，便问："除了吐血，还有什么不舒服呢？吃饭怎样？"

吕叔骏的女儿说："头晕得厉害，感觉有一股气，从腹部往喉咙上冲，都喘不过气来了，怎吃得下饭。"

易巨荪认为冲任脉起于血海，夹脐而上，冲气上逆故血随而上逆也。拟旋覆代赭汤以炮姜易生姜，以五味子易大枣，嘱其连服两剂，复以柏叶汤一剂，睡时服。

病人吃了药，当晚就气顺血止了。

吕叔骏弟弟吕六吉的妻子，偶然吃了寒凉的东西，胃脘胀满，气上冲作呕，听说易巨荪治好了吕叔骏的女儿，所以也来请易巨荪看病。

易巨荪亦以旋覆代赭汤，重用生姜、半夏，几剂就治好了。

孟飞问道："易先生，旋覆代赭汤由小柴胡汤去柴胡、黄芩，加旋覆、代赭组成，是仲师治疗胃脘胀满、胃气上逆、嗳气、呃逆的主方。《伤寒论》第161条：'伤寒发汗，若吐若下，解后，心下痞硬，噫气不除者，旋覆代赭汤主之'，噫气即嗳气。这个治疗呃逆呕吐的方，也可以止血？"

易巨荪答道："仲师止呕有多方，治疗水饮呕吐的五苓散、猪苓汤、小半夏汤；'干呕，吐涎沫'的吴茱萸汤；'食已即吐'的大黄甘草汤；'妇人乳中虚，烦乱呕逆'的竹皮大丸；妊娠呕吐的桂枝汤等。

吕六吉的妻子'心下痞硬，气上冲作呕'，并非水饮、热结，这是明显的胃气上逆的旋覆代赭汤证。《金匮要略·呕吐哕下利脉证治》又有：'病人胸中似喘不喘，似呕不呕，似哕不哕，彻心中愦愦然无奈者，生姜半夏汤主之'，哕者呃逆也。这里重用生姜、半夏是为了止呕。生姜半夏汤和小半夏汤都是由半夏、生姜组方，生姜半夏汤是生姜汁一升，半夏半升。小半夏汤是半夏一升，生姜半斤，此方治'心下有支饮'，可见前方重用生姜，止呕效果更好。旋覆花是一种很难入口的药，每见一些时医，治呕吐、呃逆用本方只重旋覆、代赭、半夏等降逆之品，视参、姜、枣、草而不见，妄自去之，结果愈治愈败，却疑经方不宜今人，实则不明仲景组方之训。此方参、姜、枣、草顾护胃气，断不能缺。"

孟飞心有灵犀，低眉颔首以应。

他踱了两步又说："吕叔骏长女吐血案，辨证的要点在于'气上冲不得息'，赭石质重坠，这里用以止血，全赖赭石镇逆气、生血凉血之功。后加柏叶汤，治'吐血不止'，加强药力。

我曾治一女，久咳，痰白，潮热，月事上逆吐血，考虑是冲气上逆引起的倒经，也用的旋覆代赭汤去生姜、大枣，加炮姜、五味子以降冲止血，又合四乌贼骨一芦茹丸以畅达其血归源，血就止住了。血止后以二加龙骨汤退热，苓桂甘术加姜辛治痰止咳。"

孟飞问道："这是在下第二次见先生用二加龙骨汤了，先生可以讲一下此方吗？"

易巨荪答道："我们先看桂枝加龙骨牡蛎汤加附子，此方也是个常用的方。桂枝加龙骨牡蛎汤治：'失精家少腹弦急，阴头寒，目眩，发落，脉极虚芤迟，为清谷，亡血，失精。脉得诸芤动微紧，男子失精，女子梦交，'此方治疗阴血伤后的亡血、遗精、汗出之类病证。桂枝加附子汤则治疗阳气不足，第20条：'太阳病，发汗，遂漏不止，其人恶风，小便难，四肢微急，难以屈伸者，桂枝加附子汤主之。'我经常两方合用治疗阳气受损引起的汗出、心悸、不能入睡。二加龙骨汤在

《金匮要略》虚劳篇，桂枝加龙牡汤后也载有。此方出自《外台秘要·虚劳梦泄精方》，是引《小品方》的：'龙骨汤，疗梦失精，诸脉浮动，心悸少急，隐处寒，目眶痛，头发脱落者，常七日许一剂，至良方。'虚羸浮热汗出者除桂加白薇、附子，故曰二加龙骨汤。此方主要以龙牡镇摄敛汗，附子温阳，白薇除虚热，以前我也讲过这是一个寒热并用的方，治疗真寒假热。我以前曾治一同乡，夜不能寐，心烦汗出，形容憔悴，饮食无味，初拟酸枣仁汤，服药后未见好转，改用此方，服后便能入睡。"

萧遥接着说："四乌贼骨一芦茹丸是《内经》十三方之一，芦茹即茜草。此方出自《素问·腹中论》，治疗'血枯，此得之年少之时，有所大脱血；若醉房中，气竭肝伤，故月事衰少不来也'。"

易巨荪瞪了萧遥一眼，埋怨他多嘴，萧遥再不敢说话了。

张锡纯的名方固冲汤，不就是源于四乌贼骨一芦茹丸吗？代赭石也是张锡纯很喜欢用的一味药，他认为此药"能生血兼能凉血，而其质重坠。又善降逆气，除痰涎，止呕吐，通燥结，用之得当能建奇效。"这是孟飞自年轻时就熟记于心的，但这么多年也没真正用过。这次见易先生以旋覆代赭汤去生姜大枣加炮姜五味子又合四乌贼骨一芦茹丸治疗倒经，其圆机活法着实让孟飞佩服。

孟飞问："那大黄黄连泻心汤呢，这个方也是治吐血的？"

易巨荪答道："这是治瘀热的，我曾治一病人，吐血，口干舌燥，面色萎黄，胸中滞痛，六脉涩而有力，这是瘀热，当用釜底抽薪之法，用大黄黄连泻心汤治愈了。"

孟飞点点头，又问道："谢谢易先生教诲，您能再说说苓桂甘术加姜辛汤吗？"

萧遥在一旁模仿着易巨荪的样子，喃喃地说："师傅就知道说我多嘴，我问您问题的时候，从没见过您如此热情，就知道让我自己琢磨、体会去吧。"

易巨荪又瞪了萧遥一眼，继续说："你就知道一天到晚自作聪明，没个正经，谁愿意与你多说。"

萧遥懒懒地说："徒弟知错。"

易巨荪不理他，继续跟孟飞说："姜辛味是仲景治寒痰的主药，你看这小青龙汤就有这几味，并加上平喘的麻黄。再看《金匮要略·肺痿肺痈咳嗽上气病脉证治》，里面有'肺中冷，必眩，多涎唾，甘草干姜汤以温之。'可见干姜是治寒痰涎沫的。这里用苓桂甘术加姜辛就是治寒痰咳嗽的。更有意思的是痰饮篇三十五至四十条，宛如一则医案。三十五条：'咳逆倚息不得卧'，先用小青龙汤治疗。三十六条：青龙汤下已，出现'多唾口燥，寸脉沉，尺脉微，手足厥逆，气从少腹上冲胸咽，手足痹，其面翕热如醉，因复下流阴股，小便难，时复冒者'，就不能再用小青龙汤了，与茯苓桂枝五味子甘草汤治其气冲。'气从少腹上冲胸咽'是明显的桂枝证，是一种'气上冲'的感觉，很可能是用麻黄之后的变证，就像第64条，'发汗过多'引起的'心下悸'一样。'手足痹'是因'其人血虚，麻黄发其阳'引起的，故不能再用小青龙汤了。为何又加用了五味子？因为多了'其面翕热如醉'、'时复冒'。三十七条：服药后症状又变了，'冲气即低'，所以去桂，'咳''胸满'，故'加干姜、细辛，以治其咳满'，于是成了苓甘五味姜辛汤。三十八条：支饮，冒而呕，故加半夏。三十九条：肿本应加麻黄，但'其人遂痹'，就如三十五条一样，不能用麻黄了，只能姑且用杏仁一试。四十条：'面热如醉'，只是因为'胃热上冲熏其面'引起，故'加大黄以利之'。上述各证就像一个医案，说的就是用了小青龙汤以后的各种变证的情况。"

萧遥没等易巨荪讲完，抢着说："这里用苓桂甘术加姜辛汤而不用小青龙汤，大概师傅是怕此女不能耐受麻黄吧。孟飞兄，你明白'一药有一药的性情功效'，读仲景书要前后互参的意思了吧？"

易巨荪都气炸了，喝道："萧遥，你自己嚼舌头吧，我去陈氏书院了。"

萧遥听说要去陈氏书院，马上装得很乖巧温顺的样子，说："师傅，也带我去吧。我去跟那些读书人学习一下，学会'称尊长，勿呼名；对尊长，勿见能'"。

孟飞心想，萧遥还要学吗？《弟子规》他都可以随口背出来，不过他就是天生不受约束，喜欢闹事。

孟飞正想的时候，萧遥又在他耳边说："小青龙汤还含有芍药甘草汤以解除支气管痉挛。"

易巨荪看他们窃窃私语，瞪了萧遥一眼，没说话。萧遥也不敢再说话，于是他们三个人一起来到了陈氏书院。

陈氏书院此时正在修建，不过虽然没有完全落成（落成于1894年），一部分房子已经开始住人了。当时建此书院是为了给省内各地的陈氏学子来省城科考准备落脚的地方。陈伯坛22岁就开始行医，此时已经名声在外，天天来看病的人络绎不绝。陈伯坛的父亲是清代的五品文职，他又是家中长子，自然父亲对他寄予了无限的期望。老父亲希望陈伯坛可以在他有生之年，考取功名，光耀门楣。在父亲的再三要求下，陈伯坛暂停了医馆的业务，住进这座未落成的书院，专心看书，准备甲午科的考试。

科举考试分乡试、会试、殿试。乡试由各省组织，在省城举行，因在秋天，故称"秋闱"，考中者称为"举人"，有资格参加第二年的会试。会试在春天，故称"春闱"，考中者为贡生。殿试则是在金殿上由皇帝亲自出题，考中者为进士，并决出进士的前三甲，就是状元、榜眼、探花。考中进士就等于有了入朝为官的入场券。

中举是封建时代最为光宗耀祖之事，多少读书人为了功名寒窗苦读数十载，这才有了著名的《范进中举》。

这位陈伯坛并不是泛泛之辈，他读书非常刻苦，他就读的书院有棵未长大的玉兰树，他常在玉兰树旁一边读书，一边苦苦思索，顺手扯下树叶，日子一长，玉兰树竟给他扯得零落殆尽。他的文章很出色，学生时代已露头角，所作馆课，经常贴堂。高材生之名，驰誉于各大馆中，被当时闱姓（赌徒）们认为秋闱考试必然入选的对象。他21岁中秀才，以他的才学应该早早就考中举人、进士的了。虽然他无心仕途，只是为了完成父亲的心愿才参加科考，但他却在即将开考的这次乡试中（甲午科，1894 年），以第七名的成绩中举。这年他 31 岁。

这虽比他的同乡，19 岁就中举的梁启超，慢了许多。但与 1902 年已经 36 岁才中举的沪上名医曹颖甫相比，还是快一步的。这里还要说的是，第二年，就是 1895 年的会试，发生了中国历史上著名的"公车上书"，主要策划者就是南海的康有为和陈伯坛的这位同乡梁启超。这两个人此时也在广州，正在"万木草堂"里宣传着他们的思想。所以先前孟飞在陶陶居见到几个愤青，就觉得是"万木草堂"培养出来的。

不过中举后，陈伯坛因为父亲过世，居丧在家，并没有参加 1895 年的会试。此后，朝廷没落，科举废除，他顺理成章地秉承"不为良相，便为良医"的信念，不再求仕，立志行医，这就是后话了。

这座六院八廊互相穿插的"三进三路九堂两厢"布局的陈氏书院，就是现在的陈家祠。陈家祠是岭南建筑艺术的经典之作。陈家祠闻名于世的是其精湛的传统装饰工艺。全院的门、窗、屏、墙、栏、梁架、屋脊等各处均配上各式精美的木雕、石雕、砖雕、灰塑、陶塑、铜铁铸等艺术品，与雄伟的砖、木、石结构的大殿浑然一体。

萧遥指着正在雕刻的镂雕屏门说："这是'龙王八仙朝玉帝'；这是'三顾茅庐'；这是'三英战吕布'；这是'赵云救阿斗'；这是'赤壁之战'……

萧遥正说得兴起的时候，易巨荪瞪了他一眼。萧遥马上止住了："知道了。'称尊长，勿呼名；对尊长，勿见能。'"

他们来到了陈伯坛住的房间。陈伯坛此时才 30 岁，浓眉大眼，国字脸，皮肤白皙，红光满面。一看就知道他是一个很豪爽的人。他的房间很简陋，除了一张小床就是书桌，四周堆满了书，几乎全部是儒家经典，没有医书。

陈伯坛在很年轻的时候就对仲景医学表现出了极大的兴趣。他读书时，见一位同学被迫遵父命天天机械地背诵《伤寒论》，陈伯坛便向他借来一看。谁知一看便惊为"天书"，从此埋头苦读。他常说："余读仲景书，几乎揽卷死活过去。"陈伯坛学医，他父亲开始反对，后来见他态度坚决，也就不再坚持了。但因家境贫寒，陈伯坛常节衣缩食，购买医书，一时买不到的则四处求借转抄。可见他对仲景医学的热忱与执著。

机缘巧合，他曾随同乡前辈贡生陈维泰学习，深得阴阳玄理、六经奥旨，以及"勿为注家先入为主"之训诫，并奉为圭臬。这对他后来的行医、治学的理念形成有着深远的影响。

除了热忱和执著，他也的确有成为名医的天赋。他读书时，就曾救过一位中风同学。22岁开始给人看病，治好了不少人，而且经常是义诊，分文不收。所以虽然他还很年轻，但早已名声在外，易巨荪等人对他也十分赞赏，常聚在一起探讨仲景之学。

萧遥对孟飞说："其实陈伯坛的兴趣主要在于行医，执业救人才是他的理想。追逐功名，只是想完成父亲的心愿。迁出医馆住进陈氏书院，专心读书不看病，而且一本医书都不带，对于他来说是极其痛苦的。不过，他在书院也待不了几天，如果有病人上门，他自然就会忍不住出山了。他的仕途就此止步了，不过这无论是对于整个中医界还是对于他都是好事。正如陈氏弟子邓羲琴所言：'天不派之入仕途者，非厄也，不忍以案牍之劳，纷驰其阅历，特留此老以一枝好笔解伤寒。'不过这也是后话了。"

陈伯坛看见易巨荪，连忙作揖，让座，"易先生，小弟才刚搬进书院，什么风把您老人家吹来了，小弟这陋室突然间就变得蓬荜生辉了。"

萧遥想，19世纪的读书人都像陈伯坛，"步从容，立端正；揖深圆，拜恭敬"。他们认为这是读书人应有的礼仪，怪不得师傅整天责备我失礼。其实，如同用经方无需过多空谈理论，我对他是否尊敬也无需看表面工夫。这些繁文缛节束缚了中国人千百年，如同枷锁。圣人之训我铭记在心，可每个人的演绎方式不尽相同。别人怎么看重要吗？希望师傅终有一天能够明白这一点，就好了。

易巨荪对陈伯坛说："贤弟啊，最近你是两耳不闻窗外事，一心只读圣贤书。我和黎先生很想约你小聚一下。"

陈伯坛连连作揖，"蒙两位先生错爱，无奈小弟愚钝，家父对小弟又期望甚殷，秋闱在即，小弟怎敢怠慢。可否待秋闱之后，再另向两位先生致歉。"

萧遥抢着说："大考大玩，小考小玩，不考不玩。陈先生，放松一下反而会事半功倍。最近天气也开始变冷了，听说您烹狗肉的手艺无人能比。去医庐吃狗肉吧，去陶陶居听何博众的新曲也可以。"

易巨荪瞪了萧遥一眼："贤弟，劣徒多嘴了。不过，此刻离明年秋闱，时日尚早，出去放松一下确实不是坏事。我最近临证，遇见很多问题，唯有贤弟才能为我拨开云雾啊。"

易巨荪素来是他们四人中最深谙仲景之道、也是临床功力最高的，所以陈伯坛素来仰慕易巨荪，见他这么说，也就不好推脱，只好答应了，"蒙先生抬爱，小弟也只好舍命陪君子了。不过，不要去陶陶居了，还是吃狗肉吧。"

四大金刚论经方马上要上演了，他们会擦出怎样的火花？欲知后事如何，且看下回分解。

第十回：顽徒能否参聚会

上回讲到易巨荪师徒说服了陈伯坛参加四大金刚的聚会。易巨荪会不会带萧遥和孟飞参加呢？那就要看他们的表现了。

这天孟飞正在医庐看书，易巨荪和萧遥在后院，易巨荪正在讲《西游记》里孙悟空大闹天宫的故事，萧遥一边听，一边摆弄兰花，旁边桌子上放着萧遥刚给易巨荪泡的鹤山的古劳银针茶和一碟萧遥刚才上街给易巨荪买的南乳花生。

此时，十六甫有个姓欧的人经易巨荪的朋友施澜初介绍，来请易巨荪给他的妾侍看病。

易巨荪来到欧家时，那个妾侍正心胸痛得周身振动，牙关紧闭，手足逆冷，已经不省人事了。据家人说，患者吃东西经常会呕，所以胃口很差，身体甚弱，所以病后经常会吃些补药，间或吃些桂枝，但是均未能取效。

孟飞想，她主要是持续性的胸痛，首先要排除急性心肌梗死，不过痛了这么久，这个诊断可以排除。这么剧烈、持续的疼痛，也不像是胸膜炎之类。胸痛、周身振动应该是烦躁的一种表现，手足逆冷则可能是休克，最可能是夹层动脉瘤撕裂。这个年代，没有 CT、没有造影，无法确诊，也无法镇静、补液，孟飞束手无策。

易巨荪对家属说："这个不是心痛，是心的包络痛。心包主血，亦主脉，血脉不流通，所以痛，疼痛剧烈，所以不省人事。血液不能流行于四肢，所以会振痛逆冷。心包乃火穴，虽其人弱，附桂并非所宜。"

说完，易巨荪开了一剂当归四逆加吴茱萸生姜汤再加苏梗小枝，原条不切。

孟飞问易巨荪："这么重的病，易先生也有信心可以治好？"

易巨荪答道："病虽重，倘若辨证得当，尚有存活之机。仲师《伤寒论》第 351 条有'手足厥寒，脉细欲绝者，当归四逆汤主之。若其人内有久寒者，宜当归四逆加吴茱萸生姜汤。'当归四逆汤主要治厥，厥即手足逆冷，因于'阴阳气不相顺接'，即此方主要是解决气血运行障碍的问题的。此方是桂枝汤去生姜加当归、细辛、木通。《伤寒例释》认为此方'归、辛并用者，归行血，辛散寒，为血结夹寒之正治。'《外台秘要》有通草汤，治伤寒下利，脉微，手足逆冷，可见木通也是用于通利血脉的。此病虽重，但以阴寒内阻、血脉不流通为主，故尚可以以此方治之，并加苏梗通调气机。"

患者服药两天后，疼痛症状就基本缓解了，神志转清，手足变暖。

孟飞想："这个患者最终也没有诊断清楚，但症状确确实实缓解了，经方的疗效有时候确实是难以理喻的。就如同姜佐景在《经方实验录》中所说：'仲圣之'脉证治法'，似置病因、病原、病理等于不问，非不问也，第不详言耳。唯以其脉证治法之完备，吾人但循其道以治病，即已绰有余裕。故常有病已愈，而吾人尚莫名其所以愈者，或竟有尚不知其病之何名者。'"这个道理，我终于开始明白了。

后来萧遥告诉孟飞："当归四逆汤治疗四肢厥逆，引申开去，也可以治疗脉管炎、雷诺综合征等引起的末梢循环障碍，和颈椎病、末梢神经病变引起的肢端麻木、疼痛，甚至可以治疗牛皮癣等以干燥脱屑为主要表现的皮肤病，是一个很好用的方。"

这个病人住在十六甫，怎么会叫"甫"这么奇怪的地名呢？于是孟飞便问萧遥。

萧遥笑着答道："西关有十八甫，指的是西关从明朝就发展起来的，沿西濠西岸及下西关涌（大观河）两岸的 18 条商业繁盛街圩。相传，清朝初年，平南王尚可喜率领清兵攻占广州城，沿途遭到民众的截击，怀恨在心，发誓血洗广州。王府有个良心未泯的幕僚，便派心腹连夜在城郊立假标志，每隔几十丈，便立一个木牌，木牌上写着各铺的次序，一直立到十八铺。第二天，执行'杀人十八铺'的清兵不熟悉环境，杀到钉有'十八铺'的木牌处便罢手。后来幕僚怕事情败露，又差人把木牌上'铺'的金字旁刮掉，便成了'甫'。'甫'，粤人称'一里路'为'一甫路'，还有人认为是指'村庄'，有人认为是指'店铺'，更有一种看法认为'甫'是指'埠头''埗头''甫头'。广州城内河涌交错，船艇运行其中，靠岸之处也称'甫头'，现今上九东的'七甫水脚'和龙津东的'六甫水脚'可资佐证。"

孟飞想："西关的故事真多，不但吊脚门有故事，连'甫'这个地名也有故事。"

刚治好了这个病人，又有病人找上门了，这是一个叫梁始然的读书人。他的妻子小产后就开始月经不调，所以请易巨荪前往诊治。

易巨荪见这个女子面色萎黄，形态消瘦，便伸手摸摸她的四肢，见其四肢发凉，便问："你的月经每次来得很多吗？有没有血块？"

梁始然的妻子答道："有时候月经量很多，有时候又很少。血块倒是没有，可每次月经快完的时候就会出现少腹部热痛，还会出现满脸火疮，咳嗽痰多，潮热汗出。这样下来几个月，胃口大减，人也日渐消瘦。"

梁始然补充说："曾经服用一些滋阴药，未见好转，又请了很多医生，吃了甘温的药便觉得辛苦异常。"

易巨荪说："'虚极羸瘦''肌肤甲错'这是'干血痨'，应该用大黄䗪虫丸。怕她不能耐受，先用温经汤加干地黄吧。"

治疗了几天，下血如黑漆，潮热汗出等症状都好了。后来又改用羌辛味甘术等甘温之药，前后服了数十剂药，最后治好了。

易巨荪解释道："大黄䗪虫丸是'缓中补虚'之剂，这个方的组方特点是在水蛭、蛴螬、虻虫、䗪虫等虫类药活血破血的基础上，加上桃仁、大黄、黄芩清瘀热，干漆破瘀、消积。此方还用干地黄十两，滋阴养血，故能'缓中补虚'。温经汤主治'少腹里急，腹满，手掌烦热，唇口干燥''曾经半产，瘀血在少腹不去''亦主妇人少腹寒，久不受胎；兼取崩中去血，或月水来过多，及至期未来'。本方是桂枝汤合吴茱萸汤去大枣合麦门冬汤加当归、阿胶、丹皮组成，对虚、寒、瘀三方面皆能顾及，是仲师治疗月经病的主方。'手掌烦热，唇口干燥'仲师说是'瘀血在少腹不去'的表现，其实是因虚致瘀，大黄䗪虫丸却是因瘀致虚，故用大队活血化瘀药。不管因虚致瘀也好，因瘀致虚也好，都要治其虚。故大黄䗪虫丸有干地黄十两，温经汤有麦冬一升。我看此女虚象明显，故加生地黄助其滋阴养血之力。说起来，仲景用地黄总体是为治虚而设的。仲师方用地黄共十首，方中地黄用量最大的是防己地黄汤，用生地黄二斤；其次是炙甘草汤用生地黄一斤；百合地黄汤则用生地黄汁一升；大黄䗪虫丸用干地黄十两；肾气丸用干地黄八两；当归建中汤的加减法中，若失血过多，崩伤内衄不止，加地黄六两；胶艾汤、三物黄芩汤用干地黄四两；黄土汤用地黄三两；薯蓣丸用干地黄十分，用量皆相当大。"

易巨荪看萧遥在一旁不作声，便问："萧遥，你今天怎么不说话？"

萧遥喃喃地说："我怕您嫌我话多，不带我去吃狗肉。"

易巨荪瞪了他一眼说："有话就说。"

萧遥笑着说："我是'问起对'，您问我才说的。一般认为，熟地补血，生地败血，所以滋养补虚用熟地，凉血用生地。其实并非如此。试分析叶天士、吴鞠通两位温病大家使用地黄的经验：首先，熟地补血，生地败血，此说可能源自叶天士的'入血就恐耗血动血，直须凉血散血，如生地……'但叶氏又有'舌淡红无色者，或干而色不荣者，当是胃津伤而气无化液也，当用炙甘草汤，不可用寒凉药'之说。可见，叶氏认为重用一斤生地的炙甘草汤并不寒凉，而是改善胃津损伤的补虚剂。其次，吴鞠通《温病条辨》中增液汤的条文：'阳明温病，无上焦证，数日不大便，当下之；若其人阴素虚，不可行承气者，增液汤主之。'条文后按语明确指出了生地的功效：'生地亦主寒热积聚，逐血痹，用细者取其补而不腻，兼能走络也。'再看《温病条辨》中使用生地的各方，如'阳明温病，下后汗出，当复其阴，益胃汤主之'，

"下后无汗，脉不浮数，清燥汤主之''下后数日，热不退，或退不尽，口燥咽干，舌苔干黑，或金黄色，脉沉而有力者，护胃承气汤微和之'；此外还有新加黄龙汤、增液承气汤。上述各方用生地都是为了滋阴养血。"

易巨荪还去看了一个叫黄贡南的朋友，他是番禺的饱学之士，患腹痛，每次吃甜的食物会稍稍缓解。其他大夫认为是燥邪，用甘润之药治疗不效，又改为用下药，痛益甚。

易巨荪去的时候，他正疲乏地躺在床上，打脉但觉六脉细小。易巨荪问他："你肚子痛用手按一下会好一点吗？"黄贡南点点头。易巨荪又问："还有什么不舒服吗？"他回答："口淡"。

易巨荪认为这是明显的寒证，处以理中汤加木香。可吃药以后腹痛时发时止，夜间更甚。

易巨荪说："这是寒证无疑，夜为阴，夜间痛更甚，阴寒盛也，非辨证不当，只是病重药轻。仲师治疗寒证的腹痛下利，轻者用真武汤、理中汤，重者用四逆汤、通脉四逆汤，这是定例。"

改予通脉四逆汤加白芍，十余剂便痊愈了。

萧遥说："芍药是仲师治疗腹痛的主药，第100条：'伤寒，阳脉涩，阴脉弦，法当腹中急痛，先与小建中汤'，第279条：'腹满时痛者，属太阴也，桂枝加芍药汤主之'，还有真武汤也治'腹痛'，芍药便是上述诸方的共有之药，此方加芍药加强止痛的效果。"

易巨荪跟往常一样，瞪了他一眼。

萧遥委屈地说："我不说话，您问我为什么不说话，说话又嫌我多嘴，您到底想我怎样？"

易巨荪又瞪了他一眼说："子曰：'君子欲讷于言而敏于行'。"

孟飞问："凡是腹痛都可以用芍药？"

易巨荪说，"腹痛一证，仲师根据寒热虚实、痰饮、瘀血的不同情况，用多个不同的方去治疗。不能一见腹痛就用芍药汤，芍药汤只用于挛急的腹痛，而且配伍要视证型而定。"

孟飞想：仲景的用药思路确实不是机械的，如同心率快、利尿后并未缓解而且排除了预激综合证的急慢性心功能不全是西地兰的强适应证一样，他的方、药都有自己的强适应证。外界对中医的质疑在于中药没有确切的强适应证和确切的疗效。仲景经方似乎回答了这个问题，现在中医正漂浮于黑夜的大海之中，重拾仲景经方，犹如找到了明灯宝筏。

光阴似箭，日月如梭，马上就到四大金刚聚会的日子了。这天萧遥买了易巨荪最喜欢吃的水蛇粥和鲜虾云吞面，易巨荪一边吃一边问萧遥："广州食肆的伙计称云吞面为'蓉'，如果有顾客要两碗云吞面，伙计便高声向厨房师傅叫道，来两个'蓉'，你知道为何？"

萧遥笑道："源自白居易的《长恨歌》，'芙蓉如面柳如眉''芙蓉'是隐喻面，'蓉'是芙蓉的略称，故一个'蓉'，暗称'一碗云吞面'。"

易巨荪听完，不屑地瞥他一眼，继续吃面。趁易巨荪吃得津津有味的时候，萧遥问他："师傅，您不如带我们去见见黎先生和陈伯坛吧，让我们可以聆听一下他们的教诲。"

易巨荪说："我就知道你不会有什么好事。你不知进退，有辱斯文，为师怎敢带你去。"

萧遥说："我只是'亲所好，力为具'。您带我去吧，弟子一定谨遵师傅的教诲，保证做到'长者立，幼勿坐；长者坐，命乃坐。尊长前，声要低'，绝不失礼于人前。"

易巨荪说："你的发誓、赌咒，为师实在难以相信。这样吧，三天之内，如果你可以把《伤寒论》抄一遍的话，我就带你去。"

萧遥高兴极了："'事非宜，勿轻诺；苟轻诺，进退错'，我说到做到。"

孟飞看着这两师徒真是又好气又好笑。萧遥满腹经纶，怎么做事就像孩子一样？他和易巨荪志趣相投，他完全能够猜到易巨荪的心思，而且他对易巨荪的尊敬只会比别人多不会比别人少，为什么非要跟易巨荪斗嘴呢？易巨荪也奇怪，明明对萧遥十分在意，却经常故意逗着他玩，给他提供闹事的借口。还罚抄书，难道萧遥的书法就是这样练出来的？

　　他们这次真的可以如愿参加四大金刚的聚会吗？欲知后事如何，且看下回分解。

第十一回：四金刚烹狗论扶阳

上回讲到，易巨荪告诉萧遥如果能 3 日内将《伤寒论》抄一遍，便带他和孟飞一起参加四大金刚的聚会。

萧遥花了两天工夫，不眠不休地把 398 条条文抄了一遍。他的蝇头小楷苍劲有力，所以这个《伤寒论》抄本，简直可以算是一部书法作品。他本想这次应该能得到赞赏了吧，虽然他大大咧咧，调皮捣蛋，可是他一直都很希望得到师傅的重视和赞赏。

不过易巨荪看他这么快抄完，显得不太高兴。他说："你并没有明白为师的用意，让你抄书本想磨练你的性情，没叫你逞能，凡事要沉稳、淡定，你懂吗？我已经约好黎兄、谭兄还有陈贤弟，明天来医庐吃狗肉煲，你们去买一只狗崽（小狗）来吧。"

哎，又挨批了，萧遥只好无奈地点点头。不过一下子他又想出鬼点子了，他问易巨荪："为什么要买狗崽肉呢？"。

易巨荪答道："还有你不知道的？广东人不喜欢吃老狗，老狗肉质粗而韧，故有'老狗嫩猫儿食死无人知'之说。吃狗肉要选七八斤至十一二斤之肥健狗崽。"

萧遥笑着，懒懒地说："有一种说法把狗肉的品质和皮色联系起来，说'一黑，二黄，三花，四白'。而广东四邑一带则有黄、乌（黑）、斑（花）、白为色泽品质次序，短毛吊肚（狗毛短而且肚成弓型）为食用上品的说法。"他这么一说，气得易巨荪背着手走开了。

见易巨荪被气走了，萧遥便带着孟飞去买狗肉。路上，萧遥向孟飞介绍："狗肉在粤语地区也叫'三六香肉'，因为三加六等于九，'九'和'狗'在粤语中同音。近年来觉得虐畜残忍，也怕私宰的狗肉不安全，所以很少吃狗肉，但是以前广东人在冬季吃狗肉进补祛寒是很流行的。"

萧遥买了一只狗崽，宰好洗净，还买了萝卜、豆腐、支竹、青菜、葱段、蒜等配料，还把早早就准备好的易巨荪最喜欢的"一品金"找了出来。

第二天下午，陈伯坛早早就来了，他一进门便挽起衣袖准备干活，还一边挽一边说："狗肉滚三滚，神仙站不稳，我今天一早起来就按捺不住，想跑到易先生这里来了。"

易巨荪道："贤弟啊，今天我们能有此口福，全赖你了，进门都是客，不能光是你一个人辛苦，你在一旁指导就可以了，让我这两个劣徒给你打下手吧。"

其实这时候，萧遥和孟飞早就在干活了，他们已经把狗崽架在禾秆草上用慢火烧烤至皮呈金黄色，斩件，另烧一锅微开之水，狗肉置其中飞水（出水），捞起，滤干水，等着陈伯坛他们来了。

陈伯坛正准备把锅烧红，炆狗肉的时候，黎庇留和谭星缘到了。谭星缘也是四十来岁的样子，身材高挑，穿一件灰色长袍，他早年已经中举，不过无心仕途。因为身材高挑，易巨荪和黎庇留相比，显得更英俊潇洒，风度翩翩。

谭星缘信步走进门，和易巨荪寒暄了一阵，对陈伯坛说："伯坛贤弟，今天在下是托你和易先生的福啊，有香肉吃，就算出家人也会'酒肉穿肠过，佛祖心中留'。"

陈伯坛也笑道："我最爱吃香肉了，易先生，有肴无酒可不行啊。"

萧遥冲口而出："早备好了'一品香'。"

易巨荪瞪了他一眼："自作聪明，这个时候肯定要喝佛山陈太吉的玉（肉）冰烧啦。"

黎庇留和谭星缘齐声说："易兄最明白我们的心意了。"

此时，萧遥和孟飞已经在陈伯坛的指导下把锅烧红，正放姜、蒜头起锅。陈伯坛说："姜要够量，三四斤的狗肉约用半斤姜，把姜去皮，整块用刀拍拆，然后放狗肉、料酒。"放完狗肉后，陈伯坛还亲自放了桂皮、陈皮、柱候酱、盐、糖，又加了适量清水。他又笑着说："柱候酱是用豆酱、酱油、食糖、蒜肉、食油等原料精制而成，我炆狗肉最喜欢用这种酱。谭先生，这是南海的特产，你知道其中的典故吗？"

谭星缘说："我也是略知一二，相传这是明太师梁储所创，所以又叫储候酱，梁储是南海人，自然柱（储）候酱也是南海的特产。"

黎庇留接着说："'醇旧太吉酒'也是佛山特产，'玉冰烧'的独家秘诀之一在于酿酒的最后一个环节，把蒸出的米酒导入佛山产的大瓮中，然后浸入肥猪肉，经过大缸陈藏，精心勾兑，酒体玉洁冰清，滋味特别醇和，才成为大名鼎鼎、醇香甘冽的'玉冰烧'。因为肥猪肉的猪油像玉，摸上去有点凉凉的感觉（一说广府话'肉''玉'不分），所以肥猪肉泡过的烧酒叫'玉冰烧'又叫'肉冰烧'。相传南海、顺德人都善烹饪，不过我和谭先生的厨艺和伯坛贤弟相比相差太远了。"

萧遥恍然大悟，黎庇留是顺德人，谭星缘是南海人，怪不得师傅说要喝玉冰烧。

陈伯坛笑道："两位先生过奖了。不过其实医生的工作和厨师也有很多相似之处。我们的老祖宗，创制《汤液经法》的伊尹，就是一个著名的厨子。又如《伤寒论》里的桂枝汤，方中桂枝、大枣、生姜、甘草四味都是我们用来调味的。仲师各方中，很多方都有甘草、大枣，很多人认为它们是可有可无的。其实不然，这些方用甘草、大枣，除了为了减毒增效外，还为了使病人更能耐受辛温的药物。很多医生都认为伤寒方温燥，病人服药后会咽痛、鼻衄，如果能配合甘草、大枣一起使用，调和药性，就可以很好地解决这个问题。其实只是后人未明仲师的真意而已。"

黎庇留说："我最近得到一本书，是东莞一个叫陈焕堂的医生写的《仲景归真》，其中有一卷叫《伤寒醒俗》，意思是针砭时医之流弊，力倡仲景之正流。里面有一段话，讲的也是伯坛贤弟刚才说的这个道理。他说有人用三钱五钱生姜便谓重，常见广东人产后，用数十斤老姜煲醋，并不觉热。我们炆狗肉也用很多姜，也不觉热，不信大家等一下可以试试。其实大剂和温热并不一定成比例。小剂可能更温热，这就是烹的妙处。"

易巨荪跟着说："其实仲师方中寒热并用也是这个道理，佐以寒药，也是为了监制温药。如小青龙汤加石膏，还有续命汤中的石膏等等。如两位贤弟所言，这和厨师烹调是同一个道理，煎药是烹，用甘草、大枣、石膏之类调和药性就如同厨师调味，做医生不会烹调，那就只能浪费药材了。"

众人都鼓起掌来，道："易先生之言，太精辟了。"

萧遥问道："师傅，您煲狗肉喜欢加附子，今天我们也加吗？"

易巨荪答道："当然要加。狗肉属阳性热，佐料又有姜、桂等辛热之品，食后每每口干舌燥，但奇怪的是放附子同炆的狗肉，食后却不会口干舌燥，不过这是为什么，我也不清楚。"

萧遥又问道："陈先生，听说您平时用药，剂量都很大，特别是用附子，您的药要用'牛头煲'来煲，您的胆识，我确实很佩服。"

陈伯坛笑道："古人谓：'药不瞑眩，厥疾弗疗。'用药如用兵，兵少致败，药轻失机，按证下药，应重不重，反受其害。仲景书的用量都是相对较重的。如：白虎汤石膏用一斤，小柴胡汤柴胡用半斤，防己地黄汤地黄二斤（绞汁），炙甘草汤地黄一斤。我认为仲景书以临床为依归，所以药量较重是其风格。事实上按其用量也是较安全的。不过用'牛头煲'煎药纯属讹传，怎么能什么病用药都用大量呢？用药必须谨慎，药味加减必须严谨，方剂分量，应重则重，应轻则轻，不能以任何借口盲目地加大药量。除炙甘草汤算是大方外，我一般处方味数多为六七味，不若时医，动辄十余二十味，即使药重，总重量也未必超过时医。怎会用'牛头煲'？"

谭星缘接着说："观仲景温经止痛用附子量可稍大，一枚至三枚，如桂枝附子汤三枚，但是是炮附子；而温里回阳则均用一枚，干姜附子汤、茯苓四逆汤、四逆汤、白通汤都是一枚，通脉四逆汤则是大者一枚，但都是生用。而且急煎，水少，应该是急重之症要急服的原因。陈贤弟是用附子的高手，听说你经常教病人将炮附子用清水熬成膏，用附子膏治体弱阳虚，还喜欢吃附子煲鸡。易先生和伯坛贤弟一样都是自己炮制附子的，可见炮制的重要性。"

正说着的时候，狗肉的香气渐渐从锅里散发出来，惹得人直流口水。陈伯坛问道："光顾着说，我都忘了，有萝卜吗？吃狗肉一定要加萝卜，狗肉补肾而滞中气，要用萝卜化气行滞。"

萧遥连忙把备好的萝卜递给他。

他们正忙着的时候，易巨荪说："我再讲一病例吧，我的内兄，他的妻子月经淋漓不断，他每天给妻子吃芎归之类，无效。而且慢慢地出现痰喘咳逆，畏寒作呕，手足颜面微肿，四肢沉重，脉细滑。萧遥，你觉得应该用什么方？"

萧遥递完萝卜，还没坐稳，冷不丁被他一问，想了想说："《伤寒论》第316条：'少阴病，二三日不已，至四五日，腹痛，小便不利，四肢沉重疼痛，自下利者，此为有水气。其人或咳，或小便利，或下利，或呕者，真武汤主之。'这个病人四肢沉重，明显有水气，应该是真武汤无疑。"

易巨荪有点不高兴，说："你只知其一，此阳虚水寒用事，阳虚阴必走，故漏下。但还有其他兼证，故并照古法加羌辛味镇水止咳，吴萸止呕，石脂蕲艾固血。再加白术二两，生姜一两，浓煎代茶散水气。十余天就好了。"

萧遥说："石脂，仲景用于收敛，如赤石脂禹余粮汤。蕲艾则因胶艾汤'半产后因续下血不绝者'对吧？"

孟飞问道："漏下，有形之血当用有形之药补之，地黄芎归胶芍在所必需，先生为什么舍而不用呢？"

易巨荪答道："人身一小天地，天统地，阳包阴，此证气不统血，即阳不包阴之义也，且又见恶寒咳喘呕肿，此阴证，再用滋阴之药，阴云四布，水势滔天必死。唯温其阳气塞其漏，俾阳气充足，得以磨化水谷，中焦取汁奉心化赤成血，此即补火制水之义，道理最精，今人不讲久矣。"

黎庇留看他们说得热闹也跟着说："易兄高见，记得我和易兄曾经一起看过一个病人，吴孝廉的庶母，腹痛，头眩，心悸，食少倦怠，这也是真武汤证。"

谭星缘在旁边一边鼓掌一边说："两位，此案使我不得不鼓掌叫绝啊。《伤寒论》中讲到真武汤的还有一条，第82条：'太阳病发汗，汗出不解，其人仍发热，心下悸，头眩，身瞤动，振振欲擗地者，真武汤主之'。这个病人'腹痛，头眩，心悸，食少倦怠'和条文描述几乎一模一样。"

易巨荪说："谭兄过誉了，不过此证若在他人必死。岭南气候炎热，喜凉恶温，吾粤积习，间有明理之士，知其为名医而信之，而其中强不知以为知之。亲友素称果子药之先生，不目之为板，即目之为偏，偏板二字中于心胸病轻易愈者犹可笃信不疑，病重难愈者势必转而之他矣，后医遂反前医之案或病机将愈则以搔不着痒之药居功，或败于垂成，仍诿于从前之误。此名医所以得谤，俗医所以得名也。"

谭星缘听完补充道："易兄所言甚是，用药当须辨证，缩手缩脚是学艺未精而已。各位记得许叔微《伤寒九十论》里面的筋惕肉瞤证案吗？病人是一个三十多岁的男子，开始的时候只是恶风，微汗出，脉弱，可医者却以麻黄汤发汗。服药后大汗出不止，发热，心痛，惊悸，夜间不得眠卧，谵语，不识人，筋惕肉瞤，振振动摇。医者以镇心惊风药治之，症状未见丝毫改善。恶风汗出，这本是桂枝汤证，况且此患者脉弱，更不能大发汗。《伤寒论》第38条：'若脉微弱，汗出恶风者，不可服之（大青龙汤），服之则厥逆，筋惕肉瞤，此为逆也'，这是误汗伤阳。便予真武汤，三剂后大病除。次以清心丸竹叶汤解余毒。数日瘥。观此证，与《伤寒论》第82条之证也是几乎一模一样的。"

陈伯坛一边打开锅盖看，一边哈哈大笑道："这些都是好案，小弟也补充一例。一女，怀孕七个月，患发热咳喘，由于误治证变，乳房水肿，腹部膨隆却减少，气喘、面赤、发热、大汗不止，手足厥冷，目斜视，切脉沉微，危在顷刻。此为胎气引水上逆，先回阳止汗为急务，及收胎气上逆之水。借用真武汤治疗，一剂好转，热退汗止手足温，乳房水肿略消，再服第二剂，气顺，乳房水肿全消，精神恢复，很快便痊愈了。两个月后，生下一男孩，颇雄壮，母子平安。"

陈伯坛停了一下，一本正经地说："真武即玄武，北方的水神，明成祖朱棣在武当山大兴土木，建了大量的道教寺庙，就是为了供奉此神，以保社稷平安。此汤名真武，可见其镇水力之强，简直是庄严如岳峙，镇静若渊渟。"

黎庇留说："伯坛贤弟，此案真奇案也，英雄所见略同，我也曾治一妇，分娩后十余日，胃气渐弱，渐咳，痰多，四肢浮肿。我也是用真武汤治好的。诚如易先生说只要是阳虚水寒，用真武汤必能收效。"

他停了一下又说，"我还曾治一例，这个病人叫潘少干，他去逢简乡看会景，当晚住在一个银号。他几天没大便了，白天又喝了很多水，睡到四鼓就开始拉大便，先硬后溏，连续拉了三四次。我开始用真武汤去白芍加干姜，服药后下利不减，而且腹痛剧烈。我觉得前方非不对证，奈道高一尺，魔高一丈何！故当以大剂猛药为之，改以大剂四逆汤。并速煎一剂，嘱其妻渐次灌入，汤未完，而病者能言，但手足未暖，仍下利。再与饭焦茶，下利就止住了。第二天改予理中汤加附子。"

萧遥说："我记得师傅说过：'仲师治疗寒证的腹痛下利，轻者用真武汤、理中汤，重者用四逆汤、通脉四逆汤，这是定例'。"

狗肉快炆"淋"了，陈伯坛一边往里面放生蒜、支竹，一边说："黎兄的医案其实说明一个道理：吴萸、四逆、理中、真武，不可同鼎而烹。"

他闻了一阵狗肉的香气，把锅盖盖上，又说："虽然都是温阳的方，不过所治之证和药力轻重各有不同，不能混为一谈。真武汤是治疗阳虚水寒，关键在于能散水气；理中汤是治疗霍乱，下利清稀；四逆汤则治疗阳虚明显四肢逆冷，此方回阳之力最强；吴茱萸汤则治'干呕，吐涎沫，头痛'。我们用药既不能像那些'喜凉恶温'者，用些'搔不着痒之药'，也不能稍见阳虚就盲目地用四逆汤，这和盲目地加大药量一样，都是不可取的。差之毫厘，谬以千里，临证不可儿戏。"

易巨荪接着陈伯坛的话说："贤弟说得实在太精辟了。仲师每一方每一证都各不相同，辨证必须仔细，不能依着自己的喜好和臆测胡乱用药。曾治两个病人，使我至今难以释怀。一个是苏伯庚观察的第八妾，吐血，气上逆，恶心，眩晕，纳差。陈贤弟，你觉得当用何方？"

陈伯坛说："这个简单，气不统血，阳虚阴不走，当先温阳理气，用理中汤温暖中焦吧。易先生熟稔仲景之道，有此一问必有深意吧？"

易巨荪说："知我者，莫若陈贤弟。我本拟理中汤加炮姜、蕲艾、法夏，可是与我一同诊病的一个颇有名气的医生见我用法夏，便百般讥笑，说应以当归为主，炭药佐之。家属听信了他的话。可病人服了他的药粒米不进，气促不能平卧，手足逆冷，汗出不止，很快就一命呜呼了。"

陈伯坛听了，十分气愤，他说："这些人，只知头痛医头，脚痛医脚，丝毫不辨证，怎能不害人性命。"

易巨荪又说："还有一个病人，突然头眩，心悸，呕逆，水浆不能入口，气促不能平卧，手足逆冷，汗出，我去看的时候他已经是面色青暗，两目无神，诊其脉似有似无。这是一派纯阴无阳之证，我用大剂四逆汤急救，服下后手足已经略温。再投真武汤加吴茱萸汤，便气顺呕止，第二天已经可以少量进食、床边走动了。不过，他的一个同族，非说他素体壮，不能耐热药，请了一个所谓的名医给他看病。那个名医说病在肝，不在肾，开了些疏肝活血的药。服一剂开始气促，两剂就开始呕了，三剂手足冷，汗出不止而死。这不就是仲师说的'委付凡医，恣其所措'吗？也就是陈修园说的：'医家苦于不知病，病家苦于不知医'，哎……"

黎庇留也跟着说："两位所言极是，辨证是至关紧要的。我曾治一老人，年已古稀，突然患下利，其他医生用附子理中汤治疗，下利不减，四肢厥逆，无脉。此病重药轻也，我改予四逆汤，日夜连服，次日下利就止住了。可脉仍未出，于是加人参补其气津，第二天脉就可以摸到了。不过又有另一个新问题，患者前一天的晚上心烦得很，彻夜不眠。我认为这是下利后心阴已虚，心肾未能相交，改予黄连阿胶汤，一剂便能熟睡。所以说阳气固然重要，但是阴阳寒热虚实，辨证一定要得当，如果这个病人，我只是盲目地一味温阳，那后果就不堪设想了。"

孟飞想起了易巨荪那个用生姜泻心汤治疗下利后，又马上用黄连阿胶汤治疗心烦、不寐的医案，此时他终于明白易巨荪的用意了。阴阳寒热虚实，辨证必须仔细精确，用好仲景方的关键在于辨证准确。"观其脉证，知犯何逆，随证治之"。

这时狗肉已经完全炆"淋"了，萧遥也早已给大家倒好了酒，陈伯坛举杯道："'李白一斗诗百篇，长安市上酒家眠'，来，我们喝酒吃肉。"谭星缘也举起酒杯，道："且进杯中物。"听他俩这么一说，众人皆举起酒杯，一饮而尽。狗肉香气四溢，大家再也顾不得说，也顾不得仪态，大吃大喝起来。

四大金刚谈论经方果然不同凡响，孟飞完全被他们在仲景之学上的造诣折服了。此后又会发生什么事呢？欲知后事如何，且看下回分解。

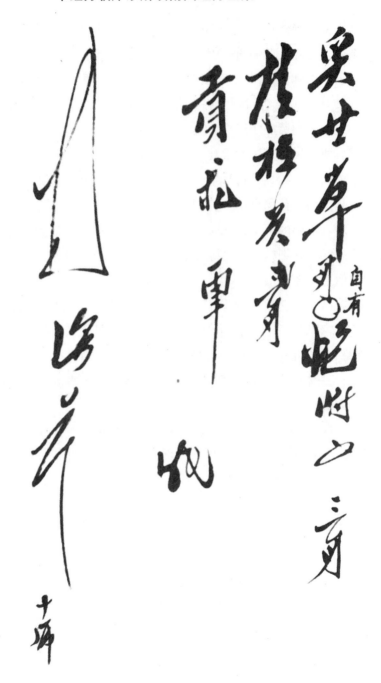

陈伯坛先生处方手迹：甘草附子汤

第十二回：欢欢喜喜过大年

上回讲到四大金刚在集易草庐吃狗肉，把酒论经方，直至深夜。这一天，孟飞完全被仲景之学的魅力折服了，他想找个机会向易巨荪提出，要拜他为师，从此认真学习经方。

即将步入年关，天气也越发寒冷起来，草庐的病人也越发多了。这天梁镜秋秀才来请易巨荪，他说："我族中一位叔叔病了，他住在都堂园，易先生快去看看吧。"易巨荪听了，马上跟着他来到都堂园。

病人患的是便血，病人本来只是大便微溏，精神和胃口还可以。他平素喜欢吃补药，所以他请的医生也投其所好，开些羌附参桂之类的药，以为很快就会好，谁知吃了几剂，便溏未见好转，反而开始便血，而且下血还很多，简直是下血如注。恰巧今天梁镜秋去看望他，听说他病了，就来请易巨荪。

易巨荪摸他的手足，见他手足发烫，看他舌象，则见舌红苔黄，脉虽细，但却有力。便问他："你口渴吗？"

病人答道："口干渴得很。"

易巨荪便对萧遥说："这是热象无疑，不要一见出血就以为是气虚、阳虚，这不是理中、真武、四逆可治的。仲师治产后热利有一方，你可记得？"

萧遥点点头："您说这是热利，'产后下利虚极，白头翁加甘草阿胶汤主之。'《伤寒论》第371条：'热利，下重者，白头翁汤主之。'此方是在白头翁汤的基础上加甘草、阿胶二两。《内经》云：'肾欲坚，急食苦以坚之'。利则下焦虚，是以纯苦之剂坚之。热利故用苦寒的白头翁汤坚之，此乃古训也。《神农草本经》中有'白头翁味苦温、无毒，主温疟，狂惕，寒热，癥瘕积聚，瘿气，逐血，止腹痛。'"

易巨荪点点头，"'下利脉数而渴者令自愈。设不瘥，必圊脓血，自有热故也。'柯韵伯在《伤寒来苏集》中云：'脉数有虚有实，渴亦有虚有实。若自愈，则数为虚热，渴为津液未复也。若不瘥，则数为实热，渴为邪火正炽矣。'所以我专门问他是否口渴。"

易巨荪开了方便回医庐了。

梁镜秋的叔叔看见是白头翁加甘草阿胶汤，就很不乐意了，白头翁汤这么寒凉的药，怎么能吃？梁镜秋好说歹说，他就是不肯服药。

过了几天，易巨荪再去看他，才知道他根本没有吃药，症状日重，口焦渴。易巨荪只有变苦寒为甘寒，改为甘草芍药汤加地黄、阿胶、桑寄生，病人才肯接受。虽然没有立竿见影的疗效，不过吃粥静养了一些天，慢慢地症状也好转了许多，不用再吃药了。

易巨荪感叹道："天下本无事，庸人自扰之。遣方用药当以对证为先，实热之证，怎需畏惧寒凉。"

萧遥笑道："传说叶天士的母亲病了，明明是个白虎汤证，他却不敢用，在后院喃喃自语'若是他人母，必用白虎汤'，结果他的徒弟听见了，主动请缨为叶母治病，叶天士百般无奈之下只好让徒弟试治，结果治好了。叶天士问徒弟用的是何方，徒弟把在后院听见他喃喃自语的事告诉了叶天士。叶天士才恍然大悟，感慨不已。最要紧的是辨证准确，只要有是证，便用是方，何需畏石膏之寒，而且其实石膏也不见得寒到哪里去。"

转眼到了腊月廿三，广州人过年就是从这天开始的。这天一清早，易巨荪的老友李藻香就拉着他去了南海洲村，他的妻子小便不利，所以请易巨荪去看。

病人每次小便之后，尿道口都好像有物堵塞，刺痛异常，腰痛剧烈，头晕目眩。同村的老医生认为是膀胱湿热，用猪苓、木通、滑石等利水药治疗，谁知道吃药后症状未见好转，反增了小便出血的症状。老医生变利尿为凉血，用生地、桃仁、红花、牛膝之类加减治疗，症状却越来越重，从头晕逐渐变成昏不知人，还吐血。家属很着急，匆匆忙忙来省城找易巨荪。

易巨荪对萧遥和孟飞说："这个病人和先前那个正好相反，前面那个本来是实热，却给他温阳补虚；这个明显的阳虚，却又用清热凉血之药。所以准确辨证是最重要的。你们知道吗？膀胱为水脏，肾亦为水脏，均主小便。但腰属肾部，腰痛小便不利宜责之肾，不宜责之膀胱。前医用利水药过多，伤其肾气，故增出诸种险症。"

易巨荪开了大剂的附子理中汤加蕲艾、炮姜、石脂、五味子，一天三服，急煎频服。

当天吐血和小便出血就止住了，因为还有头晕，精神也不好，又开了一剂真武汤加龙骨、牡蛎。因为已经是年底，他们不愿在外面过夜，便连夜赶紧回广州了。

后来这个病人连续服药，头晕逐渐止住了，小便如常，腰也不痛了。据说前后共吃了一斤多的附子，这是后话。

这天他们回到广州的时候已经是晚上了。

腊月二十三晚，送灶君上天，因要请灶君向玉帝美言，故免不了祭拜一番，于是这天叫"谢灶"。从这天起，就开始进入年关了。二十四开炸，就是炸炮谷、煎堆、油角（又分酥角、脆角、豆沙角等）之类；二十五蒸糕，关键是蒸年糕，蒸好一底年糕要 6~7 小时，广州人蒸年糕都很虔诚，因为来年运情如何，就要看年糕蒸得怎样了。广州人还喜欢蒸萝卜糕、马蹄糕、九层糕等，寓意"新春步步高"；二十六扫屋；二十七里外洗一洗；二十八家什擦一擦，以便干干净净迎新春。

腊月二十八那天，师徒三人，本想好好待在家里过年，可是又有病人上门了。这次是易巨荪的堂弟，吐血，咳喘，故来请易巨荪。

他病得很厉害，吐血量很多，而且气促明显，不能平卧，稍平卧就有血涌出，所以先前请的大夫就叫他千万别睡平。他形容憔悴，已经不起床好几天了。

孟飞想，这是支气管扩张引起的咯血吧，易巨荪会用什么办法呢？

易巨荪说："重病当小剂急煎，'吐血不止者，柏叶汤主之。'每天三服，血止以后，可以改为苓甘五味姜辛汤治咳喘。苓甘五味姜辛汤是痰饮篇的方，前面已经讲过，就不讲了。"

易巨荪正说着的时候，他的另一个堂弟来了。易巨荪见他便问："你没再便血了吧？"堂弟说："谢谢兄长了，吃了兄长的药，再没发作过。"

原来易巨荪的这个堂弟，庚寅年的时候，曾经得过便血，拉了十几次，面色唇色皆白，虚弱得几乎站不起来了。

易巨荪问萧遥："如果遇到这种情况，你用什么方？"

萧遥不假思索地答道："'下血，先便后血，此远血也，黄土汤主之。'"

易巨荪点点头，"不枉你跟了为师许久，我用黄土汤，以炮姜易附子，赤石脂易灶中黄土，再加上鹿茸壮督脉，很快就好了。"

第二天是年廿九，年廿九是贴春联的日子。前面说过，萧遥写得一手好书法，今天自然是他大显身手的时候。他在医庐门口贴了一幅对联："和顺一门有百福，平安二字值千金"。他又按照习俗写了一堆"新春大吉""万事如意""出入平安""恭喜发财"之类"挥春"，张贴好。还四处贴了一些"福"字，广州人的"福"字是倒着贴的，就是福到的意思。他还在医庐贴了一幅《老鼠娶亲》的年画，把集易草庐装点得十分喜庆。

三十团年就更忙了，萧遥帮着易师母忙里忙外，宰鸡杀鸭。易巨荪领着众人拜祭天地、祖宗，他语重心长地说："人必须记住自己的根，你们知道留耕堂那幅对联吗？'阴德远从祖宗种，心田留与子孙耕。'人立于世，首先要修身、立德，否则就会辱没祖宗，愧对子孙。做大夫就得像萧遥那句座右铭'但愿人皆健，何妨我独贫'，把一己得失看得太重的人，是难以以医为业的。做到"老吾老以及人之老，幼吾幼以及人之幼"，是对医者最基本的要求。

晚上萧遥和孟飞在易家吃完团年饭，和易家的人一起"守岁"。等到了交子之际，易巨荪便打开医庐大门，说"开门大吉"，接着贴上红底烫金的"开门大吉"，萧遥和孟飞马上点燃"开门炮"。

大年初一子时点"开门炮"是广州人的习俗，有些人为了"抢头炮"，提前几分钟把炮烧响。其他人闻声接引，一时鞭炮齐鸣，震耳欲聋。两三点钟后才逐渐安静下来。四点多钟，鞭炮又一次响起来，到天亮方止。

鞭炮一放完，"报财神"的就来了，易巨荪听到外面"报财神"的叫声，就打开门，接过红纸，给了"报财神"的人一个红包，在门口设案祭拜后虔诚地把财神接入屋。

新的一年就这样开始了，萧遥抢着第一个给易巨荪拜了年。

大年初一，称为"元日"，为新岁之首，春天之始。在广州人一般会吃斋，祈求来年更顺利，俗话说"年初一吃斋，胜过吃一年斋"，所以这一天易家自然也是吃斋的。

大年初一还是拜神的日子，萧遥一早就拉着孟飞去泮塘的仁威庙"拜太岁"。

在路上萧遥对孟飞说："太岁是天上一颗星辰，共有六十个太岁星君，每年轮流下界护佑众生，'流年太岁'是司管人间一年之吉凶祸福的岁君。人的出生生肖与'流年太岁'有着刑、冲、破、害的不利关系，即为犯太岁。"

孟飞说："想不到你连这个也知道得那么清楚。"

萧遥笑道："正月里'拜太岁'是广州人的习俗，我本无此习惯，不过在这个天灾人祸接连不断的时候，我也只好求老天爷保佑广州人少受灾殃。"

他们到了仁威庙虔诚地先拜了玄武大帝（北帝、水神，仁威庙本是为供奉玄武大帝而建的）、观音、财神和文昌帝君，再拜"太岁"，祈求上天保佑广州人在这个灾难深重的甲午年少受点罪，又买了转运的风车，一路拿着风车回到集易草庐。

大年初二是全家出动拜年的好日子，后辈要给长辈拜年，兄弟姊妹之间也互相拜年，最重要还有外嫁女在这一天得带着丈夫回娘家，给父母拜年，取"一家人团团圆圆"之意。所以俗话说"初一拜神，初二拜人"。

孟飞就在这天清晨，向易巨苏提出要拜他为师的要求。他跟易巨苏说："易先生，我从南洋来到您的医庐，转眼已经大半年了。以前我对中医的疗效是十分困惑的，想必您也看出来了。这些日子，在您和萧遥的指点下，我终于明白：中医治病并不是没有疗效，只是我们的认识存在误区。中医要有疗效，首先在临证时必须仔细观察，做到辨证准确；其次对方药的主治要有准确的认识。您辨证的功力、对仲师用药规律的认识，着实让我十分佩服。您说您是'按着仲师思路，用仲师的办法治病'，您可以把这个思路教给我吗？希望先生可以不嫌弃我愚钝，收我为徒。"

孟飞这么诚恳，按照正常人的想法，易巨苏肯定会收他为徒，要是易巨苏不愿收他为徒，为什么还把他留在医庐大半年呢？

可易巨苏却给了孟飞一个出乎意料的答复，他说："我早就看出来，你是一个做医生的好材料，以后会大有作为。不过，仲景之学博大精深，要求得仲景的原意，必须经过一段漫长而曲折的道路，我只是带你入门的第一个向导，你还需要另外一个为你指路的人。我早已和黎庇留先生商量好，过了年，你就去崇正草堂吧。"

孟飞不解地问道："萧遥和我一起去吗？"

易巨苏摇摇头，"不，萧遥留下。我以前不是跟你说过，人和人的缘分很奇怪吗，这和每个人的性情有很大的关系。萧遥和我虽终日吵吵闹闹，但也总能读懂我的意思。可是萧遥虽聪明，却不够淡定，也只有在我的调教下，他才能静下心来。你和他不一样，你应该放开限界，将来，你找到那个真正能为你指路的人，你就会明白了。

孟飞终于接受了经方派的辨证思路，希望成为仲景门徒，可是易巨苏却不肯收他为徒，让他去崇正草堂，难道他是"非其人"，所以才被易巨苏拒之门外？欲知后事如何，且看下回分解。

第十三回：依依惜别集易庐

上回讲到，易巨荪不同意收孟飞为徒，让他过了年就去崇正草堂，孟飞心里其实是很难受的，他实在不愿意离开集易草庐。难道因为自己是"非其人"，所以易巨荪不愿意在自己身上浪费时间？难道是怀疑自己的诚意？虽然自己开始的时候，对易巨荪的辨证思路是抱着怀疑的态度的，而且想方设法要回到 21 世纪，不过现在对易巨荪所说的"按着仲师思路，用仲师的办法治病"确实是心悦诚服的。难道已经太晚了？

孟飞正跟易巨荪谈着的时候，易巨荪的朋友陈德邻来敲门了，他进门便说："易兄，年初三来打搅你，真是不好意思，不过家父病了，我实在没有办法。"

易巨荪说："陈兄言重了，'勿避险巇、昼夜寒暑、饥渴疲劳，一心赴救'，是医者分内之事。"

陈德邻的父亲，今年六十岁，平时精神很好，是一个很健康的老人家。初一出去拜神回来，老人家可能是太高兴了，突然间头晕起来，接着开始觉得手足麻，站都站不稳了，幸好陈德邻在身边，一把把父亲搀住，才没有倒地。头晕了好一阵，才缓过来。不过，左边的手脚都不能抬起来了，休息了一晚上也没见好，所以大过年的来请易巨荪。

到了陈家，见陈父正躺在床上，让他抬手、抬腿，右边还是好好的，左边就完全抬不起来了。易巨荪上前把他的左手、左腿拉起来，可一松手就直直地往下掉。他的嘴角往左歪，说话也不太清楚了。

陈母在一旁拭着眼泪，"德邻啊，你父亲一下子成这样了，我可怎么活啊。"

易巨荪连忙安慰道："伯母，陈世伯一向身体很好，您无需过于忧心，过些时日就会好了。"

萧遥和孟飞对望了一眼，心领神会。这个病可不是那么容易好的，明显就是脑卒中，这个病致残率高，会影响人的肢体活动，甚至影响言语、认知，神经损伤往往是不可逆的，会严重影响病人和家属的生活质量。

出了房门，背着陈母，易巨苏对陈德邻说："此病不好治啊，我曾见过好几例，治了好长时间，手脚才可以稍稍活动。如果是舌绛、脉滑，那就更凶险了，可能一下子就加重，药都来不及吃就过世了。德邻兄，你是出名的孝子，这几天一定要陪在床边。我看世伯舌暗苔白，尚没有明显的险象，'血痹阴阳俱微，寸口关上微，尺中小紧，外证身体不仁，如风痹状，黄芪桂枝五物汤。'我们就用这个方吧，黄芪用至两，桂枝用至五两。"

陈德邻连连点头，"有劳易兄了。我亦知家父病得不轻，昨天已经守了一夜，实在是看不得老母在一旁伤心，只要父亲能好起来，小弟甘愿折寿十年。"

易巨苏道："德邻兄真孝子也。"

出了陈家，易巨苏对萧遥和孟飞说："'夫一人向隅，满堂不乐，而况病人苦楚，不离斯须'，你们明白一个医者的重要性了吧？如果稍不留心，没有找到证的根本，开错了方，那怎么对得起人家？"

萧遥趁易巨苏不注意，低声对孟飞说："黄芪桂枝五物汤是个治疗中风的好方子，陈伯坛的弟子钟耀奎也曾用此方治疗中风，我们可以从中窥视陈伯坛的用药风格。1947年的一天，一江门的美国华侨求诊于钟老。他62岁，因迷信风水，连续几个月，每日与地理师访寻龙穴，后来龙穴找到了，自己却突然中风，昏迷倒地。抢救后，病人虽然醒了，但口眼向右㖞斜，舌微强，言语不能流利，右半身瘫痪，肢体完全不能抬离床面，痛觉障碍。又治疗了五十多天，神经功能缺损症状未见好转。故经人介绍，来找钟老。初诊时见：六脉微细，便秘，两日一行，钟老认为这是气血俱虚，仲师的'血痹阴阳俱微'之证，拟大剂黄芪桂枝五物汤加味。黄芪750克，桂枝750克，杭白芍750克，生姜750克，大枣100枚，虎胫骨300克，桑寄生300克。上药用水一大锅，煎取12碗，每小时服1碗。二诊时神经功能症状缺损仍未见好转，不过已经每天皆有大便。继续服药7天，言语较前清楚，右手稍有知觉，可微举。又服药十天，虽未能走动，手足已经可以抬离床面了。钟老第三次看病人的时候，是服药的第二十天，病人症状大有好转，可步出中庭走动，家人大为欣喜，但口眼仍微㖞斜，说话不十分清楚。钟老见其六脉微细，认为此为阳气不足，寒凝经脉，当用温通之剂，改与千金附子散。炮附子90克，桂枝尖90克，细辛15克，防风24克，生晒党参90克，干姜30克，服3剂。此后以黄芪建中汤、黄芪桂枝五物汤、真武汤等三方轮服。服药30天，各症均如常人，唯口眼微向右歪，不能复原，停药。钟老此案重用黄芪至750克，桂、芍、生姜亦均用750克，大枣用到百枚，胆略之大，为常人所不及。孟飞兄，他此案和四大金刚的用药真有异曲同工之妙啊。世人认为中风多是阴虚阳亢之证，治疗总按叶天士之法，必以'介类以潜之，柔静以摄之，味取酸收，或佐咸降，务清其营络之热，则升者伏矣'治疗中风，而不知中风之证以气虚血瘀为多，大谬也。况且，叶天士本人用参、芪、附治疗中风之案也不少，是世人误解其意而已。"

孟飞连连点头，说："用药应重则重，好案啊！益气活血是治疗中风的大法，用黄芪桂枝五物汤治疗中风，其实和王清任用补阳还五汤的辨证思路是一致的。"接着又感叹道："易先生说得对啊，医生这个职业是很神圣的。我见了陈德邻这个孝子，就想起了另一个孝子：鲁迅先生。鲁迅先生就没有这么幸运了，他本出生在书香门第，后来家道中落，父亲也得了病。作为家中的长子，少年鲁迅经常出入于当铺和药铺。可是那些庸医，只会让他去找经霜三年的甘蔗、原配的一对蟋蟀、平地木十株，花了大量的钱和精力，父亲还是不治身亡，这对少年鲁迅是怎样的伤害？正是因为他年少时所受的伤害，才会造成他性格上的扭曲，才会有他日后尖刻、锋利的文风。在他的文章《父亲的病》里面，我们就可以清清楚楚地感受到辨证失当的庸医是怎样地害人。"

萧遥问孟飞："孟飞兄，你知道1912年北洋政府的'漏列'中医案和1929年的'废止中医案'吗？中医在上世纪受到压制，除了由于政治文化因素、西医疗效的冲击以外，还因为这些庸医破坏了中医的名声，使民众对中医产生了误解。"

孟飞点点头："振兴中医，我辈有责，国之瑰宝，救人之要术，怎可就此废止、失传？不过要振兴中医，当从提高中医业界本身的诊疗水平开始，提高疗效是最关键的。"

陈德邻的父亲，吃了十多天的药，症状大有好转，三十天以后就可以下床了，这是后话。

过了年，西关很多人发烧，可能是流行性感冒吧，所以易巨荪在集易草庐忙得不可开交。

从陈家回来，易巨荪的老友吕蕙泉就找上门了，他母亲发烧两三天了。往来寒热，口苦欲呕，易巨荪认为这是伤寒病，用小柴胡汤治疗，柴胡仍旧用至八两，第二天就退烧了。

年初十的时候，老友崔星才的母亲，也发烧了，发热恶寒，头痛汗出，易巨荪认为，这也是伤寒病，用桂枝至三两，也退烧了。

这些天，易巨荪还治好了很多其他的发热病人，都是据证施治。

邻近医庐的时方医则认为这些发热的病人全部都是温病，一概用银翘散，病没治好，贻误了病情，死人颇多。所以很多病人，见时方医治不好病，都来找易巨荪。

有一位时方医觉得奇怪，这明明是温病，易巨荪却用小柴胡汤、桂枝汤之类，于是便来请教易巨荪："今春温病流行，银翘散当是其治法，何以多不获效？"

易巨荪答道："《温病条辨》，陋书也；银翘散，陋方也。群言淆乱衷诸圣，吾且与子取法乎上，夫伤寒与温病似相似而实不同，误治多死。仲师论伤寒则曰：太阳病，或已发热或未发热，必恶寒；论温病则曰：太阳病发热而渴，不恶寒。'不'字'必'字为二证的辨证眼目。

伤寒邪自外入，邪伤肤表，故必恶寒。温病而亦冠以太阳者，以其有头项强痛故也。温病由于冬不藏精，当春发生之时，热从内出，故不恶寒。伤寒宜温散，温病宜清。去年冬天太暖，树木亦发青，冬不藏精固所宜有，然余所见各证温病固多，而伤寒亦不少。医家概以温病治之，此其所以杀人也。"

时方医又问道："伤寒、温病，其源流听先生这么一说已经很明白了。请问温病治法当用何方？"

易巨荪答道："温病风温，仲景有论无方。独有"汗后不可更行桂枝汤"，"汗出而喘，无大热者，与麻杏甘石汤"，柯韵伯谓此方即治温病药。我以为初起有头项强痛宜用此方，有石膏之清，不嫌麻黄之散；如无头项强痛但发热，欲饮水数升者，宜白虎加人参汤；发热渴欲饮水，小便不利者，宜猪苓汤；心中懊恼舌上苔者，宜栀子豉汤；心烦不得卧者，宜黄连阿胶汤；即推之热与湿相搏而为发黄症者，茵陈蒿汤、栀子柏皮汤、麻黄连翘赤小豆汤方皆可用。仲景所立各方，俱可治温病，但热药宜忌矣，何必拘于俗子之所乎？"

时方医虽然不明白易巨荪的意思，但是也说不过易巨荪，于是一声不吭地走掉了。

时方医走后，易巨荪对萧遥和孟飞说："你们看过《吴鞠通医案》吗？里面大量医案都是用仲师的方。最典型的是吴鞠通四十岁时，先暑后风，大汗如雨，恶寒不可解，先用桂枝汤一剂。为君之桂枝用二两，尽剂毫无效验。次日用桂枝八两，服半剂而愈。吴鞠通自己都没有门户之见，见到桂枝证还是用桂枝汤。时下这些大夫，只会拘泥于伤寒和温病病名之争，实不可取。"

萧遥说："是啊，《温病条辨》的第一方不就是桂枝汤吗？书中有三分之一的方都是出自《伤寒论》的。"

易巨荪继续说："从《吴鞠通医案》却可以看出吴鞠通是一个深谙仲景之道的大医，不过他的《温病条辨》却只是一部陋书而已。他写《温病条辨》是在看了叶天士的《临证指南医案》以后，按自己的理解，根据叶天士的方，定出方名，归纳出主治范围，而后成书。他又在叶天士的卫气营血辨证的基础上，归纳出三焦辨证。仔细看过《临证指南医案》的人，就会发现这本书只是叶天士平时看病流水账式的记录而已。我们从《吴鞠通医案》可以看出，吴鞠通本人并不是全用《温病条辨》的方看病的，他也没有亲眼见过叶天士看病。所以说，《温病条辨》的方以及方解，很可能是吴鞠通按自己的理解，脱离临床臆测出来的。所以我说：'《温病条辨》，陋书也；银翘散，陋方也。'可惜时下的医生将此陋书奉为'金科玉律'，呜呼。叶天士是中医史上一个很有创见的名医，不过后人并未能领略叶氏用药的精髓。正如徐灵胎批叶案时说：'及阅此书，乃知此翁学有渊源。心思灵变，与前人所论，分毫不背'，'乃今之窥附其门墙，盗取其余论者，事事相反，此翁有知，能无痛恨？而以此等邪说，诬此翁以害人者，对此书能无愧死？'"

转眼已经是元宵节了，过了元宵节，孟飞就要去崇正草堂了。

元宵节的晚上，萧遥带着孟飞去逛灯会。清末，广州的元宵灯市设在四牌楼（今解放中路），元宵灯饰品种很多，主要有宫灯、丝料灯、夹纱灯、走马灯……还有舞狮、舞龙的。元宵节是中国情人节，灯会上挤满了年轻男女，唐寅的诗《元宵》就把这个场景描写得淋漓尽致："有灯无月不娱人，有月无灯不算春。春到人间人似玉，灯烧月下月如银。满街珠翠游村女，沸地笙歌赛社神。不展芳尊开口笑，如何消得此良辰。"

孟飞哪有心情逛灯会，一路上都是郁郁寡欢，他想起了陆游的《诉衷情》："当年万里觅封侯，匹马戍梁州，关河梦断何处？尘暗旧貂裘。胡未灭，鬓先秋，泪空流。此生谁料，心在天山，身老沧州。"他心有不甘，多少年来，藏在他心中的那个梦想，那个要做一个可以用中药治好病的中医梦想，现在终于被重新点燃，但是难道梦想又这样跟他擦肩而过，直到年华老去，岁月磨去所有激情而梦想终究不能实现吗？是自己的固执和犹豫，把梦想拒之门外？

后来他终于憋不住了，问萧遥："萧遥啊，易先生不愿收我为徒，还叫我去崇正草堂。难道他觉得我是'非其人'，所以看不上我？"

萧遥笑着说："孟飞兄，你不是不想在集易草庐待着了吗？我们去荔枝湾的时候，你不就想叫我带你回21世纪吗？师傅是成全你。"

孟飞生气了，嚷道："你这是取笑我啊，早知道你这个德行就不跟你说了。"

萧遥看他生气了，就不再逗他了，说："孟飞兄，师傅让你去崇正草堂，是为了你好。虽说易先生是四大金刚里临床功力最强的，不过他生性淡泊，四大金刚中唯有他没想过入仕，他除了看病几乎是不问世事。他常说田园可使人放下所有成败、得失的计较，你没见他稍有空便摆弄那些兰花吗？他不善言辞，常让弟子自己在临床上体会。黎庇留先生也是一个有真才实学的经方家，而且他喜欢跟弟子讲解，讲解起来深入浅出，所以师傅觉得黎先生才是那个可以为你指路的人。"

孟飞听了萧遥这话，心里舒服了很多。他暗下决心，到了崇正草堂，一定要好好学经方，不要再让黎庇留觉得自己是"非其人"了。

萧遥又笑着说，"我给你唱唱汪峰的新歌《存在》吧。"

"多少人走着却困在原地，多少人活着却如同死去，多少人爱着却好似分离，多少人笑着却满含泪滴，谁知道我们该去向何处，谁明白生命已变为何物，是否找个借口继续苟活，或是展翅高飞保持愤怒，我该如何存在。多少次荣耀却感觉屈辱，多少次狂喜却备受痛楚，多少次幸福却心如刀绞，多少次灿烂却失魂落魄，谁知道我们该去向何处，谁明白生命已变为何物，是否找个理由随波逐流，或是勇敢前行挣脱牢笼，我该如何存在……"

孟飞听着这动人的歌声，久久不能平静，他说："萧遥，谢谢了，我会继续追寻我的梦想，绝不放弃。"

孟飞刚到集易草庐的时候，巴不得马上离开，现在却是依依不舍。他马上要去崇正草堂了，在崇正草堂又会发生怎样的故事？黎庇留会收他为徒吗？欲知后事如何，且看下回分解。

第十四回：循循善诱说辨证

上回讲到孟飞对集易草庐依依不舍，转眼就到了正月十六，这天是他要去崇正草堂的日子。

崇正草堂设在流水井，流水井一带以及相邻的大小马站都是广州老城区里南北走向的旧街巷，"龙藏流水井，马站清水桥"这幅对联巧妙地镶嵌了这里附近的几个地名。这里云集了当时两省的总督都堂、附院、府衙、布政司等政治中心。清康熙年间以后，又逐渐建成了两百多座书院，形成了全国罕见的书院群，康有为的万木草堂就是这个书院群里其中一座著名的书院。这里是各县士子聚集会文的地方，也是各姓氏同宗科举考生的落脚点。这附近还有一条书坊街，清代民间刻书业的中心之一，约一百米长的小街满布十多家书坊。我们前面曾经讲过，陈伯坛就是在书坊街设馆，他和黎庇留也算是邻居了。

清晨，孟飞便来到了流水井，他踏着麻石铺就的街面，看着街道两边的书院，感受着千年商都的书香味，心中无限感慨。因为随着城市化的进程，这个书院群在现在广州几乎已经没有留下多少痕迹了。

他来到崇正草堂，忐忑地敲了敲门，不一会，门就被打开了。开门的正是黎庇留本人，他穿一身深蓝色的长衫，满脸笑容。他看见来的是孟飞，便笑道，"孟飞，你来得真早啊，外面冷吧，快进来。"

草堂里是清一色的酸枝桌椅，比集易草庐雅致很多。不过此处和集易草庐一样，也没有太多的点缀，只是正堂上挂一幅对联"振兴医风，换回国命"。书偏（侧厅，正堂旁边读书休息的地方）也挂了一幅对联，上面写着孔子的名言"学而不思则罔，思而不学则殆"，可见黎庇留也是一位儒医。

儒医始于宋代，"伏观朝廷兴建医学，教养士类，使习儒术、通黄素、明诊疗而施于疾病，谓之儒医。"在中国历史上，很多名医都是儒而通医，所以才会有"不为良相，则为良医"的千古名句。就看这四大金刚，谭星缘、陈伯坛都是举人，黎庇留是秀才，易巨荪虽未曾追逐功名，但他在儒家经典上的造诣绝不在此三人之下。

黎庇留请孟飞进门，落座后笑着对孟飞说，"孟飞，你可来了，易先生经常跟我提起你，说你是学医的好材料，黎某不才，暂委屈你在我这草堂当个伙计吧。"

孟飞连忙站起来，深深一揖道："黎先生，在下愚钝，以后还望先生多多指教。"

喝过茶后，黎庇留便带着孟飞熟悉草堂的环境，他特意驻足于"振兴医风，换回国命"那幅对联前，语重心长地说："我和易先生、谭先生是心性之交，每于灯残人静之时、酒酣耳热之际畅谈灵素论略之理，意思层出，我们希望可以补前贤所未逮、挽狂澜于既倒，做中医的中流砥柱。孟飞啊，人生最可贵者，莫如尽己之力，以为斯民服务。果能忠诚在心，廉洁自守，则益在人民矣，又何必孜孜为己哉，这应是为医者的共同信念。"

孟飞一面端详着对联，一面道："先生所言极是，'男儿到死心如铁。看试手，补天裂'，振兴中医，治病救人应是我辈共同的志向。"

黎庇留用赞许的眼神看了看孟飞，又指了指另一幅对联说："孟飞啊，学医，一定要根据临床，勤思考，不能拘泥，故曰：'学而不思则罔'；不过思考的同时还要熟读经典，否则你的思考就只是妄想而已，故曰：'思而不学则殆'。懂吗？"

孟飞连连点头，"学生一定不会辜负两位先生的厚望。"

崇正草堂的病人也很多，一点也不亚于集易草庐。这天，右滩禄元坊的黄植泉来找黎庇留看病。他的父亲60岁了，前些天患了外感，请邻近医庐的大夫看，却越治越重，现在已经危在旦夕了。

黎庇留带着孟飞来到黄家，只见老先生精神萎靡，全身无力，头晕

第十四回 ❀ 循循善诱说辨证

103

目眩，耳鸣如蝉，吃不下，睡不着，小便短少，脉微而沉，确实是病势沉重。

黄植泉着急地说："黎先生，请您快救救家父吧。"

黎庇留一边仔细地观察病人面色、呼吸，一边问道："老先生吃过何药？"

黄植泉答道："请来的大夫，见家父小便不利，说是湿热，便开了些利湿清热的药，后来说胃口不好，又开了山楂、麦芽之类，不过药是吃了不少，病就是没见好。先生，您看家父还有救吗？"

黎庇留听了摇摇头，长叹了一声，愤愤地说："庸医害人啊！令尊这是阴阳大虚，利湿清热会更削伐他的肾气；再用山楂、麦芽，损伤胃阳，根本不能治病，只会加速他的死亡。明知病人高年体弱，病势甚重，还如此胡乱用药，真是罪过啊！性命垂危之际，必须用峻猛之药。您如果信得过黎某，就得完全听从在下的安排，如果稍有差池，功败垂成，令尊恐怕就会性命不保了。"

黄植泉忙作揖道："我们已经无计可施，只能拜托先生了。"

黎庇留回头跟孟飞说："孟飞啊，神疲、脉微这是阳虚之象，老人家主要是以纳差为主，并未见四肢逆冷，也是寒水之象，可以予理中汤，并加附子加强温阳之力。阳气得生，阴津自然能复"，说完，处以附子理中汤。

黄父吃了几剂以后，胃气渐增，每餐可以吃半碗稀粥，也可以稍稍在床边活动了。家属见了满心欢喜，连连称赞黎庇留真神医也。不过老人家服药后还是经常出现身振手抖的情况，所以又来请黎庇留。

黎庇留看了病人好一阵，对孟飞说："你看这个身振手抖的症状，是不是有点似曾相识啊？你还记得吃狗肉的时候，谭先生说的，许叔微《伤寒九十论》里面的筋惕肉𥆧案吗？"

孟飞恍然大悟，答道："您是说《伤寒论》第82条：'太阳病，发汗，汗出不解，其人仍发热，心下悸，头眩，身𥆧动，振振欲擗地者，真武汤主之。'"

黎庇留点点头说："你说得很对，就是《伤寒论》第82条真武汤证。孟飞啊，你每一次看病，都要把所见的证记在心里，下一次再遇见同样的情况，便知道开同样的药。'按图索骥'的故事，想必你很熟悉。要想找到马，关键是要把'图'记在心上。而对于医者，'图'可以是仲师的条文，也可以是前人按照仲师的条文治病的医案。多看医案，是窥得仲师原意的一条捷径。"说完，他开了一剂真武汤。

孟飞一边琢磨黎庇留的话，一边连忙道："学生谨记先生的教诲。"

老先生吃了几天真武汤，身振手抖的症状就好了，不过又开始心悸。

"心动悸，脉结代"，黎庇留自然用的是炙甘草汤。数剂后，心悸即止，老先生手足亦渐有力，神清气爽，转虚寒为强实，饮食起居亦如常人。

过了几天，黎庇留再去看黄父时，黄植泉一见黎庇留便嚷道："黎先生真是生死人而肉白骨啊。不过，还烦请黎先生再救救家母吧。"

黄母是和黄父相继得病的，到现在已经一个多月了。家属恐同时两死不便，所以将黄母迁往他处养病。

黄母主要是上腹部满胀，按之极痛，整个胸骨后都闷胀不适，不能饮食。

黎庇留见黄母虽形神疲倦，但诊其脉却浮滑，于是便口中念念有词："小结胸病，正在心下，按之则痛，脉浮滑。"他念完转过头问孟飞，"这是何证？"

孟飞冲口而出："'正在心下，按之则痛'，先生是要用小陷胸汤。"

黎庇留笑着点点头。

黄植泉听说黎庇留要用小陷胸汤，便问道："黎先生这次用药怎么和治疗我父亲时大不相同？老人久病，沉重若此，怎么可以耐受这样的凉药呢，先生先前不是说给家父开清热利湿药的医生是害人的庸医吗？"

黎庇留答道，"这是实证并非虚证，与你父亲大异。此乃小结胸病，是太阳证而入结于心下者。小陷胸汤导心下脉络之结热，使热从下而降，病便愈。"

黄母吃了一服药，就不痛了。调养数日，渐起居如常。

治好了黄植泉的父母，又有一位吴涌的谭某来求诊。

他的妻子病了，发热恶寒，所以来请黎庇留。不过这次谭家却给黎庇留出了一个难题。因为谭某的妻子是新嫁娘，所以只肯垂帘诊脉，不肯露面。

无奈之下，黎庇留只好上前摸了一下她的脉，摸脉以后，他皱了皱眉头，让孟飞也上前打脉。孟飞一怔："脉细欲绝，此大虚之象。"

黎庇留故意放慢语速说："我听家属说，此妇本是新嫁而未落家者。有病，始回夫家。所以比较羞涩，只肯垂帘诊脉。问其证主要是：发热恶寒，胸闷，口干苦。光看这些症状，你觉得应该用什么方？"

孟飞心想："应是小柴胡汤证，可怎么会有四逆汤的脉呢？黎先生有此一问，其中必有缘故"，于是迟疑地答道："往来寒热、胸胁苦满、嘿嘿不欲饮食、心烦喜呕，当然应该用小柴胡汤。"

黎庇留捋了捋胡子，又问谭某："尊夫人未病之时，也是像现在这样脉细的吗？"

谭某点点头。

黎庇留胸有成竹地对孟飞说："这就对了。人的体质，各有不同，脉亦不能一概而论。脉细是素有之脉，与现证无关，我们但可舍脉从证。"于是，他开了一剂小柴胡汤，病人吃了马上就退烧了。

回到崇正草堂，黎庇留和孟飞坐在书偏，黎庇留一边看着孔子那幅对联，一边语重心长地跟孟飞说："孟飞啊，你来我这里，也看了几个病，不知道你明白孔圣人这句话的意思没有？现在我给你上第一课，那就是：认证准确是为医者的关键。"

"试看黄植泉的父母，两案同一时、同一室，又同为高年之人，而一温补，一清凉，一以多药，一以少药，终之皆治愈。而谭某之妻，明明是少阳证，却是大虚之脉，这个时候要舍脉从证。其实，同一人，处方寒热，前后也会不同，关键是辨证，明白吗？"

孟飞连忙站起来，一边给黎庇留斟茶，一边说："谨听先生教诲。"

黎庇留喝完茶，道："我再给你讲个病例吧。我还没设馆行医的时候，当时家母还在世，她老人家患腰痛，不能自转侧，连起床吃饭都不行，痛苦不堪，我决定自己开方为她治病。《伤寒论》第 175 条：'风湿相搏，骨节疼烦，掣痛不得屈伸，近之则痛剧，汗出短气，小便不利，恶风不欲去衣，或身微肿者，甘草附子汤主之。'所以我用甘草附子汤，桂枝用至四钱。"

孟飞又给黎庇留斟了一杯茶，凝神静听。

黎庇留站起来，一边在书偏踱步一边说："当时的医生多是未曾细读过《伤寒论》的，药店的老医袁锦，见我年轻，开药也和一般的大夫不同，便笑道：'桂枝最散，止可用二三分，怎么可以用数钱呢？'我那时年轻气盛，便当场反驳道：'是您未知长沙书为何物而已。'袁锦说：'我医人已数十年，卖药也数十年了，从未见有用桂枝如是之重者。'我笑着说：'你不知道此为何方，出自何书，能治何病吗？只管给我抓药就可以了。'当时药店的桂枝备得很少，我几乎把他的桂枝都买走了。抓药回来，我早晚给母亲煲药，第二天，母亲的腰痛就好了很多，可以起床吃饭了。"

说到这来，他停下来问孟飞："孟飞啊，你知道仲师治疗腰痛的条文有几条吗？"

孟飞答道："《金匮要略·血痹虚劳病脉证》：'虚劳腰痛，少腹拘急，小便不利者，八味肾气丸主之。'《金匮要略·五脏风寒积聚病脉证》：'肾着之病，其人身体重，腰中冷，如坐水中，形如水状，反不渴，小便不利，饮食如故，病属下焦，身劳汗出，衣里冷湿，久久得之，腰以下冷痛，腹重如带五千钱，甘姜苓术汤主之。'"

黎庇留点点头，继续问道："八味肾气丸治虚劳腰痛，肾着汤（甘姜苓术汤）证但见'身体重，腰中冷，如坐水中'，'小便不利'这是典型寒湿腰痛。此证本当用肾着汤，可家母高年病重，已有阳虚之兆，

第十四回 ❀ 循循善诱说辨证

107

所以不得已改用此方。不过，还有一个方，也可以治疗腰痛。你可知道葛根汤条文里'项背强几几'的'几几'是什么意思？"

孟飞虽读过葛根汤的条文，但未曾细究其意，只好摇摇头说："请先生明示。"

黎庇留坐下来，喝了口茶继续说："成无己认为：'几者，伸顿之貌也。动则伸颈，摇身而行。项背强者，动则如之。'《释音》中又有：'几，音殊，短羽鸟飞也。'其实'几几'是对鸟飞时脖子伸缩的一个模拟，指的是项背牵扯之象。许叔微《伤寒九十论》有葛根汤案：市人杨姓者，病伤寒，无汗，恶风，项虽屈而强，医者以桂枝麻黄各半汤与之。予曰：非其治也。是谓项强几几，葛根汤也。三投，然微汗解。翌日项不强，脉已和矣。葛根汤不但可以治项强，其实也可以治腰痛。还有麻黄汤，试看《伤寒论》第35条，这条中的八大症，就有'头痛'、'身疼腰痛'、'骨节疼痛'这四大痛症，可见麻黄汤也是仲景为止痛而设的。仲师的麻黄加术汤、麻杏苡甘汤亦为治疗疼痛的名方。前面说的葛根汤就有麻黄，乌头汤有麻黄，桂枝芍药知母汤也有麻黄，可见这些方止痛的关键在于有麻黄。所以，我们学《伤寒论》的时候，不可不认真思考。"

黎庇留继续说："再说麻黄是一味止痛药，也是发汗药，所以有汗不宜用麻黄。你看《伤寒论》第31条：'太阳病，项背强几几，无汗恶风，葛根汤主之。'而第14条：'太阳病，项背强几几，反汗出恶风者，桂枝加葛根汤主之。'着眼处乃一'反'字，可见项背强几几，用麻黄是'常'，而汗出是'反'，乃特例，不得已不用麻黄。"孟飞恍然道："原来如此。"黎庇留说："前些日子，在易先生家中吃狗肉的时候，我曾提起在书坊街购得的那本《仲景归真》，此书乃东莞陈焕堂所作。书中有一段话颇耐人寻味：予尝窃听药店之内，数医相聚，借机谤予。有曰：'某人常常用麻黄桂枝，何以彼独见得伤寒之多乎？'有曰：'焉知不是将牛作马乎？'予不与他辩驳，但自叹曰：'可见彼等以伤寒始用麻桂矣，岂不辜负实甚？先师造方疗人百病，效如甘露，彼等视若屠刀，可胜惜哉？'或曰：'世人皆谓麻桂二方凶险，而子独谓合用，是所谓离群别俗，毋怪俗人，反视子为偏僻也。但子恃何聪明，而敢自信之若是？'予曰：'子固试之既多，始敢出言也。汝但转问谤麻桂者，彼自试之有误乎？抑或见人误用乎？彼等以耳作眼，道听途说，人云亦云，同声互知，实未用过麻桂者也，即使用过，亦不过仅用一钱数分，且不知施于何等证候，无怪其用之不当，而不敢用也。'可叹时医不读仲景书，视麻桂若虎狼之剂，真是无知笑知之啊。"

黎庇留停了一下又开始继续说他母亲的那个病例："过了几个月，家母突然患牙痛，不能食，这是明显的白虎汤证。去买药的时候，你知道那位袁大夫又说了些什么？"

孟飞又给黎庇留斟上茶，黎庇留得意地说："他又觉得不妥，嚷道：'方中用生石膏七八钱，又用炙甘草这样的补药，还不如用生甘草，一律用凉药呢。'我笑道：'白虎汤就应该用炙甘草，您老人家是做梦也不会想到仲师的用意所在的，不要强不知以为知了。'他又劝我用熟石膏。我说：'白虎汤用石膏，一定要用生石膏。如果煅之，就会变成无用的死灰了。此物重坠，所以还要配伍炙甘草和粳米，使其逗留胃中，以消胃热，不使下坠过急。仲师用药皆有深意，你不过见某药治某病，所以才会以为炙甘草是参术苓草之草，认为是补药了。《本草疏证》曰：'《伤寒论》《金匮要略》两书中，凡为方二百五十，甘草者至百二十方，非甘草主病多，乃诸方必合甘草，始能曲中病情。'仲师用甘草主要是减毒增效，使病者更能受药纳药而已'。袁大夫又问：'前数月，服桂枝四钱，日两服，合八钱，也是此人？'我说：'是啊'。他说：'为什么寒热如此悬殊？'我说：'前患风湿相搏，今患阳明实热，证不同，药怎么会一样？'"

黎庇留又看了看那幅对联，问孟飞："你知道我给你上这第一课的用意了吧。"

孟飞连忙起身答道："谢谢先生的教诲，先生的意思是，辨证准确是遣方用药的关键。我们只要辨清寒热虚实，找到与患者的症状相应条文就可以了，无须过于拘泥于年龄、性别、季节、脉象。辨证准确是为医者治病的根本，所以先生特意为我上了这第一课。"

黎庇留满意地点点头。

孟飞就这样留在了崇正草堂，以后会发生什么故事？欲知后事如何，且看下回分解。

第十五回：名中医情系大戏

上回讲到黎庇留和孟飞十分投契。黎庇留对孟飞的表现确实是比较满意的，上完第一课，黎庇留就对孟飞说："孟飞啊，明天晚上，我带你去看'大戏'吧。"

黎庇留口中的"大戏"就是粤剧，又称"广府大戏"。"广东大戏"，是揉合唱做念打、乐师配乐、戏台服饰、抽象形体等等的表演艺术，是中国一种很具代表性的地方剧种，其源流可追溯到明嘉靖年间。在黎庇留的年代，粤剧的声腔以梆子、二黄为主，兼用大腔演出。当时表演角色分为武生、正生、小生、小武、总生、公脚、正旦、花旦、净和丑十大行当，每一个行当都有各自独特的服饰打扮。在那个时候，无论是文人雅士，还是富豪官绅都很喜欢看粤剧。

前面说过，孟飞年轻时喜欢弹吉他，唱许冠杰的歌，其实许冠杰的歌里就有浓厚的粤曲元素，他的歌可以说是脱胎于广东的传统音乐。所以孟飞和萧遥一样，也是很喜欢粤曲的。不过像他们这样喜欢广东传统音乐的70后已经不多了，如果说到80后、90后的话，懂得欣赏广东音乐的就更少了。许多前辈反复强调：要学好中医，必须要有一定的国学功底。历代的名医，有哪一个不是儒而通医？而且他们往往精通琴棋书画，经方大师曹颖甫善画梅；江浙名医范文甫善作诗，还喜欢收藏古董；广州名医潘兰坪善抚琴。中医是一种文化，必须要有一定文化素养，懂得尊重传统文化的人才会潜心去学。孟飞坚信，他的这种爱好对学习中医还是很有用的。自从上次在陶陶居，他看见黎庇留对何博众的广东音乐《赛龙夺锦》那么感兴趣，便知道黎庇留肯定也是粤剧的"发烧友"。所以，他很高兴地答应了和黎庇留这个知音一起去看"大

戏"。

戏"。

这些天草堂的病人还是挺多的，黎庇留刚从谭家回来就有人找上门了。来的是右滩的黄叔云，他的妻子病了，所以来请黎庇留。

黄叔云的妻子平素体弱多病，经常服小建中汤，三天前突然吐血。于是，黄家请了当时很有名的大夫谭次平来给其看病。谭大夫开的是旋覆代赭汤加减。病人吃了药，症状未见好转，诊治到第三日，谭大夫在黄叔云的耳边说"症不可为矣！幸我出妙方以缓之，宜办理后事，勿迟"。所以吓得黄叔云赶紧来请黎庇留，让黎庇留留宿其家。

黎庇留见病人晚间吐血之状，仰面大喷，如水喉之发射，便已经想好用什么方了。他对孟飞说："如此热甚，非釜底抽薪不可。"

孟飞点点头说："先生是要用大黄黄连泻心汤，《伤寒论》第154条：'心下痞，按之濡，其脉关上浮者，大黄黄连泻心汤主之。'我听易先生说过，旋覆代赭汤是治疗'心下痞硬，噫气不除'这种虚证的胃气上逆的，治疗瘀热的吐血还是得用大黄黄连泻心汤。"

黎庇留捋了捋胡子说："你知道大黄黄连泻心汤的煎煮法吗？这在《伤寒论》诸方中也是比较特别的。"

孟飞答不上来，只好摇摇头。

黎庇留说："此方是以麻沸汤二升，渍之须臾，绞取汁，分温再服。麻沸汤就是刚煮开的开水，也就是说，这个方是不用煎的。这在仲景方中相当特别。不过，我要用的是三黄泻心汤。三黄泻心汤是《金匮要略》的方，在大黄黄连泻心汤的基础上加黄芩以增强泄热之功，主治'心气不足，吐血、衄血'。"说完，黎庇留给病人开了一剂三黄泻心汤。

黄叔云的妻子吃了药，第二天吐出一大团瘀血，血就止住了。

黎庇留感叹地说："孟飞啊，辨证用药首先要辨准寒热虚实，像这样的实热之证，要是始终用一些搔不着痒处之药，后果就不堪设想了。"

看完病，黎庇留便兴高采烈地带着孟飞去戏棚看戏。

今天上演的是《夜战马超》。

他们挑了一个前排的位置坐下，黎庇留对孟飞说："《夜战马超》讲的是：三国时，汉宁太守张鲁命马超攻葭萌关，刘备得知，派张飞应战，张飞、马超大战一百回合，不分胜败，最后两人点起火把，挑灯夜战的故事。"

孟飞听说是三国的故事，十分兴奋："我从小就喜欢三国的人物，关羽过五关斩六将，赵云百万军中救阿斗，诸葛亮六出祁山，个个都是响当当的人物。我还喜欢听'讲古佬'，'讲古仔'（就是说书）。'讲古佬'右手拿一块醒木，左手拿一把扇，醒木一拍就表示开场，提醒观众凝神静听；舞扇子更是他们的绝活，扇子合上可当笔写字，当刀剑挥舞，打开则可表示读书看圣旨。他们讲三国讲得绘声绘色，让人百听不厌。"

"大戏"开场了，首先响起一阵大锣大鼓，随后在虎度门（戏台两侧出入口）跑出一群舞旗、耍空翻的喽啰。紧接着又是一阵锣鼓，主角就依次出场了。张飞燕颔虎须，舞动着双枪，马超银甲白袍，手持长枪，两人在戏台上踏着鼓点打得不可开交。

黎庇留在台下一边看一边鼓掌，孟飞也跟着鼓掌。

趁着张飞和马超回营稍事休息的当口，黎庇留兴奋地拉着孟飞说："这叫'跳大架'，'跳大架'是南派武打戏一连串动作的总称，包括演员上场、拉山（云手）、挂单脚、亮相、七星步、撮步（错步）、俏步、云步、小跳、踢腿、踢甲（踢袍甲）、车身、洗面、顺风旗、走圆台等。粤剧和武术本是一家，粤剧行里很多人学咏春拳，所以很多南派的武打动作都是从咏春拳演化过来的。"

此时，台上的张飞大声叫道："我捉你不得，誓不上关"，接着是一阵锣鼓，锣鼓之后，张飞和马超又打起来。

看着台上的表演，黎庇留简直拍烂了手掌。

看完最精彩的一段，孟飞问黎庇留："黎先生，粤剧戏班还栖身在红船吗？"

黎庇留点点头，笑道："你还知道得不少，粤剧艺人为了方便四处演出，习惯住在红船，所以才有'梨园歌舞赛繁华，一幕红船泊晚沙，但到年年天贶节，万人围住看琼花'之说。我没有别的喜好，就是喜欢看'大戏'，易先生喜欢清静，谭先生喜欢听曲，他们都不看戏，你来了，就有人陪我看戏了。"

第二天，里海吉源坊的谭平端来求诊，他母亲病了。

谭母左胁满痛两个多月了，伴有气上冲感，胸口也好像被什么东西压着一样，苦不堪言。吃了七十余剂香砂、陈皮、六君子汤之类的药，其病有加无减。所以来请黎庇留诊治。

刻诊见：面黄暗唇白，舌上苔滑，脉沉弦而迟。

黎庇留便说："这是阳虚寒水用事。脉弦为水，沉为里，迟为寒。阳气不足，不能为水之主，于是阴寒夹水邪，迫于心部。"

开了一剂真武汤原方，无加无减。

谭平端不解地说："方中各味都已服过，皆未见起效。"

黎庇留胸有成竹地说："我知道上述诸药令堂皆已服过。可是诸药分别用之，则不成方，安能取效？此方名真武，真武即玄武，盖取义于北方镇水之神。先圣制方，命名自非无因。夫经方苟能对证，其效固捷如桴鼓之相应也。但服此方，必能药到病除。"

第二天清晨，谭平端就来告诉黎庇留："家母吃药后，得熟睡，这个是两个月来未曾有过的！今晨，胁痛已不知消散何处了。"

中午黎庇留去看谭母时，她头束绉带，按着头跟黎庇留说："我胁痛是好了，不过转觉头痛若破。"

黎庇留上前打完脉，跟谭母说："此元阳虚损也，头为诸阳之首，阳虚不能贯顶，脑髓空虚，故尔。"

于是改用专治"干呕，吐涎沫，头痛"的吴茱萸汤，一剂药下去，头痛也好了。

第二天复诊时，谭母周身疼痛，脉象沉迟。黎庇留改用新加汤治疗，身痛也很快好了。

四诊时，谭母只说是胃口不太好，其他没有什么不舒服了。又改用理中汤理中健胃，连服十余剂，以善其后。

黎庇留对孟飞说："孟飞，看完谭母这个病，你应该更加明白陈先生'吴萸、四逆、理中、真武，不可同鼎而烹'的意思了吧。"

孟飞点头说："谢谢先生教诲，您的意思是一方一证，方随证转，否则差之毫厘，谬以千里。就像戏台上，张飞是张飞，马超是马超，岂可混淆。"

黎庇留满意地笑了，"孺子可教也，有空我给你讲温阳剂'进退'之诀吧。"

刚到崇正草堂的孟飞似乎和黎庇留很投缘，他们会成为师徒吗？欲知后事如何，且看下回分解。

第十六回：小小吴茱堪大用

上回讲到黎庇留带孟飞一起去看大戏，两个人非常投契。

第二天一早，陈伯坛便差人来请黎庇留。前面我们曾经讲过，陈伯坛在书坊街设馆，可以说和在流水井行医的黎庇留算是邻居。不过陈伯坛不是躲进陈氏书院闭门读书了吗，怎么会差人来请呢？

他们来到陈伯坛设在书坊街的医馆，陈伯坛已经站在门口等他们了。陈伯坛和黎庇留寒暄一番后，长叹一口气说："黎先生啊，我本来是躲在陈氏书院避世的，可惜有些事总是推脱不了啊。我才在陈氏书院住了不到七天，因为求诊的病人太多，只好又搬回医馆了。"

黎庇留笑道："以伯坛贤弟的才学，不用闭门造车也肯定能考中的。"

陈伯坛也笑道："为医者总是身不由己啊，而且我认为读书关键在于融会贯通，无须天天关起门来死记硬背。"

黎庇留说："伯坛贤弟是胸有成竹啦，如果世人读书都能做到贤弟这样融会贯通就好了。"

陈伯坛又说："昨日，一个吴姓的朋友跑来书院找我，说是他的兄长病重，非要我去看，我无奈之下，只好随他去了。看了以后，觉得这个病还是挺有意思的，所以今日邀先生和我一同前去诊治。"

说完，他带着黎庇留和孟飞来到吴家。病人大概四十多岁，两个月前开始，有一天睡至半夜，起床时突然出现天旋地转，一下子就不省人事，一两个小时才苏醒。起初四五天发作一次，曾经四处求医，但服了很多药都未见好转，现在几乎每天都发作。

陈伯坛说："我昨天来的时候，他正在发作，头晕甚，几乎不能睁眼，更不用说坐起来了，面色晦暗，吐清涎，舌暗胖，苔白水滑，脉弦大，我一看就是一派寒饮之象。"

病人服了陈伯坛昨天开的药，今天尚没有大发作，不过仍然头晕甚，视物旋转，即便是走一两步，有人搀扶着，还摇摇欲坠。

孟飞想："这个病人发作性的意识障碍，头晕，很可能是后循环缺血发作。此证是水饮引起的？应该用什么方呢？苓桂术甘汤？五苓散？还是泽泻汤？"

黎庇留问陈伯坛："这个病例确实有意思，贤弟用的是何方？"

陈伯坛说："我用的是吴茱萸汤，先生以为如何？"

黎庇留点点头："寒饮引起的眩晕，就当用吴茱萸汤。我素闻易先生善用吴茱萸，何不去找易先生相商一下呢？"

陈伯坛说："好啊。"

于是三个人来到集易草庐。他们在集易草庐的门前撞见萧遥，萧遥一看见他们便道："什么风把两位先生吹来了。"他说完朝里面嚷道："师傅，贵客来了。"

易巨荪出门相迎，两人告知来意，易巨荪笑道："吴茱萸汤确实是个好方。我曾治一女子，患外感，其他大夫用了很多清散药，症状不减，反而呕吐，吐涎沫，头痛而眩，心悸，胸闷。眩晕、心悸厉害的时候甚至会昏不知人，这个案就是厥阴风木夹寒饮上逆的吴茱萸汤证。我用吴茱萸汤治疗，把眩晕、呕吐止住以后，再改为附子理中汤。"

孟飞听完易巨荪的病例，在一旁恭敬地问道："仲师治疗眩晕的方有多首，如苓桂术甘汤、五苓散、泽泻汤，为何两位先生的病例要选吴茱萸汤呢？"

陈伯坛笑了，笑声中带着一种超乎常人的自信和率直，自信和率直可以说是所有经方家共有的性格特点，也带着一种对孟飞的赞赏，此时的孟飞比陈伯坛头一次见他的时候，确实有了长足的进步，陈伯坛还不知道，他和孟飞还将有一段奇缘。陈伯坛说："孟飞问得好，这四个方都是治水饮的。'心下有支饮，其人苦冒眩，泽泻汤主之。'泽泻汤是仲师治疗眩晕的专方，你单看这个'苦'，就可以知道这个眩晕是很厉害，让人很难受的。此方用泽泻五两、白术二两，'以水二升，煎取一升，分温再服'，可见也是一首急煎急服的救急方，此方还可以和其他的治疗眩晕的方合用。苓桂术甘汤和五苓散都是含有桂枝的方，一个治'心下有痰饮，胸胁支满，目眩'，一个治'吐涎沫而癫眩''间者并行，甚者独行'，此两方不如泽泻汤力专。但因为它们都是含桂枝的方，所以还可以治疗伴发的心悸症状，眩晕伴有心悸也是很常见的。我们这两个病例为什么要用吴茱萸汤呢？《伤寒论》第378条：'干呕，吐涎沫，头痛者，吴茱萸汤主之'，吴茱萸主治寒饮引起的头痛、眩晕。我们今天看的那个病人就有'吐清涎，舌暗胖，苔白水滑，脉弦大'之症，易先生的病例则有'干呕，吐涎沫，头痛而眩'。易先生您认为如何？"

易巨荪答道："伯坛贤弟所言极是，吴茱萸本是治疗寒呕必用之药，如《伤寒论》第243条的'食谷欲呕'，第309条的'吐利，手足逆冷，烦躁欲死'，凡是寒呕，用吴茱萸必能见效。此药除了止呕，还有更大的用途，如治头痛、止眩晕，就像我们今天说的这两个病例。"

孟飞又问："吴茱萸气味辛辣臊苦，病人恐难以耐药，如何是好？"

陈伯坛笑道："孟飞，你记不记得我们上次说过，医者就如厨师，要善烹调。吴茱萸气味辛辣臊苦，所以仲师注明要'汤洗七次'，是想把辛臊之味洗之令减。我们用大量吴茱萸的话，就得先'飞水'，去辛臊之味。"

易巨荪说："伯坛贤弟果然对烹调之道十分在行。各位是否留意到，仲师重用吴茱萸的方，皆是寒证日久。如当归四逆加吴茱萸生姜汤用吴茱萸两升，治'内有久寒'；九痛丸用吴茱萸一两，治'陈年积冷'；温经汤用吴茱萸三两，治'妇人少腹寒，久不受胎。'"

陈伯坛说："先生的意思是吴茱萸不但能散寒化饮止呕，而且长于治疗久寒的疼痛。"

易巨荪点点头。

一旁听着他们讨论的黎庇留笑道："伯坛贤弟，我就说，易先生善用吴茱萸，你这次不虚此行吧？我曾治圃园主人之子，患腹痛，呕不止，得食必呕，服了近百剂药都没见好转，所以请我去看。我觉得这是中寒，阳虚生寒，予附子理中汤，两剂后，呕吐就止住了，再加吴茱萸，服药后，进食开始明显增加。最后以真武汤加减，连服二十余剂后，就全好了。我亦曾以吴茱萸汤治疗顽固性头痛，效果也很好，吴茱萸真是一味好药啊。"

黎庇留停了一下又说："陈贤弟，你精于烹调之道，今天相请不如偶遇，让我们再饱饱口福如何？"

陈伯坛哈哈大笑："黎先生嘴馋了？我今天就做东江盐焗鸡吧。"

易巨荪道："内人刚煲好了老火生鱼葛菜汤，大家一边喝，一边等着吃鸡如何？"

黎庇留笑道："我们今天真是有口福了，谭先生不在太可惜了。"

萧遥道："我去请谭先生。"

陈伯坛先让孟飞把鸡宰净，用细盐、姜、葱碎、麻油、生油拌匀涂抹在鸡内外，腌制约三刻钟。然后用涂了生油的砂纸把鸡包裹若干层。接着把粗盐炒至焦黄，把鸡藏在粗盐里，靠盐的温度把鸡焗熟，最后斩件上碟。

东江盐焗鸡刚做好，谭星缘也到了，他笑着说："今天是做东江盐焗鸡啊？这种鸡，鸡肉滑，鸡皮焦香（有焦盐的气味），又有姜葱的香味，可以说是极品的美食，幸好我没有错过。"

陈伯坛道："先生过奖，易先生，我们可以起筷了吧！"

易巨荪笑道："各位起筷吧！"

吃完鸡，萧遥突然拿出一把二胡，他笑道："先前，我和易先生、黎先生一起在陶陶居听过何博众的《赛龙夺锦》，并听说谭先生喜好音律，就想学会此曲，为各位助兴。后来偶得一位高人指点，真的学会了。今天四位先生都到齐了，弟子献丑一番，如何？"

谭星缘鼓掌道："易兄高徒多才多艺啊，我们饱完口福，又可以饱耳福了。"

　　四大金刚一边畅谈，一边听萧遥拉曲，尽兴而归。陈伯坛的那个服吴茱萸汤的病人，服药十天左右就完全好了，没有再发作，这是后话。

　　小小吴茱萸竟有如此学问，听四大金刚讲经，孟飞又学到了不少知识。欲知后事如何，且看下回分解。

第十七回：温阳剂进退之诀

上回讲到黎庇留答应有空时给孟飞讲温阳剂"进退"之诀，算是孟飞来到崇正草堂的第二课。

这天晚上，吃过晚饭，黎庇留和孟飞面对面地坐在草堂的书偏，准备开讲。这回，黎庇留让孟飞先讲，他说："孟飞啊，你最近也见过、听过很多用温阳剂的病例，你自己有没有什么感悟呢？"

孟飞想了想说："《内经》里说：'凡阴阳之要，阳密乃固''阳气者，若天与日，失其所则折寿而不彰，故天运当以日光明'，所以很多医家都认为'阳主阴从'，阳气对人体是很重要的。附子是扶阳的第一要药，附子可说是诸多温阳剂里面最核心的药物。我看您和易先生用温阳剂，有'进'也有'退'的。'进'的如易先生治一小儿，大便溏泄，四肢发凉，指纹青暗，准头发青，他先用四逆汤未能取效，于是将附子加至四五两，日三服，服药后就好转了。您的潘少干案，是先'进'后'退'，下利不止，腹痛剧烈，先用真武汤去芍药加干姜不愈，改用大剂四逆汤再予饭焦茶，利即止，利止后改予理中汤加附子。还有谭母案，先用真武汤，再用理中汤、吴茱萸汤。"

黎庇留将了将胡子，满意地点点头道："孟飞，你熟读《三国》，定知道三顾茅庐的故事吧，刘备为什么要三顾茅庐呢？"

孟飞一怔，正在说温阳剂，怎么突然讲到"隆中对"那里去了，只好答道："孔明未出茅庐，已知三分天下，真万古之人不及也。"

黎庇留依旧故作神秘地问："诸葛亮烧新野、算华容、取汉中、七擒孟获靠的是什么？"

孟飞依旧不解黎庇留的用意，他给黎庇留斟上茶。黎庇留喜欢喝红茶，所以他们今天泡的是上好的英德红茶。孟飞继续答道："靠的是兵法、谋略。"

黎庇留提笔写了几个小字："用药如用兵"，放下笔，给孟飞留了一点思考的时间，再不慌不忙地说："岳飞曾说：'阵而后战，兵法之常，运用之妙，存乎一心'。'将在谋不在勇'，兵法之道在于进退有据，'治病如对仗，用药如用兵'，我们用药也得进退有据。"

孟飞明白了，黎庇留是用《三国》的故事，引出用药的道理，他说："先生所言，意思是说这些温阳剂，除了各自主治证的不同之外，温阳的力度也不同，我们要视病人阳虚的轻重以及在疾病不同时期的变化，对证用药。"

黎庇留接着他的话说："对，有是证用是方，这是经方派的不二法门。诚如你刚才所说'阳气者，若天与日'，阳气是很重要的。赵献可在《医贯》中指出，'譬之元宵之灯，鳌山走马，拜舞飞走者，无一不具，中间唯是一火耳。火旺则动速，火微则动缓，火熄则寂然不动。'其实这阳气就像是炉上的火，温阳剂就像炉中的柴。火要熄的时候，当然要多加柴；但又不能操之过急，若妄加柴，炉火反熄，慎之又慎。你看看仲景四逆汤只用附子一枚，通脉四逆汤也不外是用大者一枚，便知急性病亡阳，犹如炉火将熄，所谓'少火生气'也，不能过用大剂。"

孟飞猛然记起谭星缘的话，于是问道："啊！年前与四大金刚烹狗肉时谭先生曾讲过，'观仲景温经止痛用附子量可稍大，一枚至三枚，如桂枝附子汤三枚，但是是炮附子；而温里回阳则均用一枚，干姜附子汤、茯苓四逆汤、四逆汤、白通汤都是一枚，通脉四逆汤则是大者一枚，但都是生用。而且急煎，水少，应该是急重之症要急服的原因'。先生可以进一步讲一下吗？"

黎庇留没有回答，反而问道："孟飞，仲师用生附子的方有八首，都是急救回阳的方剂，除了你刚才说的方以外，还有四逆加人参汤、白通加猪胆汁人尿汤、通脉四逆加猪胆汁人尿汤。仲景干姜附子合用的方有九首，其中八首为四逆汤的类方（用生附子），这些方都是回阳救逆之剂。另外一首是乌梅汤，虽附子干姜合用，却不是回阳救逆之剂，所以用的是炮附子。可见炮附子温阳之力逊于生附子，仲景用炮附子的方虽用量相对较大，但皆不是用来回阳救逆的。你知道《伤寒论》中还有一方，它和四逆汤药物组成是一样的，是何方吗？"

孟飞想了半天，才想起来，回答道："通脉四逆汤。"

黎庇留继续问道："我们仔细看一下这两条条文，《伤寒论》第317条：'少阴病，下利清谷，里寒外热，手足厥逆，脉微欲绝，身反不恶寒，其人面色赤；或腹痛，或干呕，或咽痛，或利止脉不出者，通脉四逆汤主之。'第354条：'大汗，若大下利而厥冷者，四逆汤主之。'你觉得这两条条文有什么区别？"

孟飞只好继续回答："两条都是泄利不止，四肢厥冷，一派阳气大虚之象，不过第317条还有'身反不恶寒，其人面色赤'，这就是所谓的'里寒外热'。"

黎庇留好像是要问到孟飞答不出来为止似的，他又问："两方虽说药物一样，但是每味药的药量并不一样，你知道其中的不同吗？"

孟飞回答："您刚才说通脉四逆汤用生附子大者一枚，四逆汤则用生附子一枚。"

黎庇留又问到："通脉四逆汤用生附子大者一枚，干姜三两，四逆汤则用生附子一枚，干姜一两半。为什么会有这样的不同呢？"

这回孟飞真的有点答不上来了，他迟疑地说："仲景加大了药量，是为了增强温阳的效果"。

黎庇留喝了口茶，笑道："这里的'里寒外热'，就是《伤寒论》第11条里面说的真寒假热：'病人身大热，反欲得衣者，热在皮肤，寒在骨髓也'，通脉四逆汤所治之证阳虚更甚，所以加大药量，增强温阳的效果。我们再看《伤寒论》第61条：'下之后，复发汗，昼日烦躁不得眠，夜而安静，不呕，不渴，无表证，脉沉微，身无大热者，干姜附子汤主之。'你知道干姜附子汤的组成吗？"

孟飞回答："是干姜和附子。"

黎庇留继续问："此方与四逆汤、通脉四逆汤相比，哪个方的温阳力更强？"

孟飞答道："是四逆汤和通脉四逆汤吧！"

黎庇留摇摇头："这就不对了，'昼日烦躁不得眠，夜而安静'，你知道是一种什么情况吗？"

孟飞一怔，答道："这是神志异常的表现，虚阳外越引起的神志异常，这个时候必须急救回阳，如果不抓紧时间，恐怕再晚就回天乏术了。"

黎庇留拿出一袋"礴砂"，一边吃一边说："孟飞，你试一下，这是顺德大良镇的特产，一种油炸的风味小吃。大良礴砂与盲公饼、西樵大饼一起合称顺德、南海的三大特产。礴砂是由面粉拌和猪油、南乳、白糖等配料油炸而成的食品，形似金黄色蝴蝶，顺德人俗称蝴蝶为'礴砂'，故名。始制于清乾隆年间县城东门外的成记老铺，初为脆硬薄片，后来经李禧记改进，风味甘香酥化，咸甜适度，品种有蚝油、虾蓉、榄仁、南乳等。我这袋是南乳味的。"

孟飞接过"礴砂"，黎庇留继续说："孟飞啊，你对证的把握还是很到位的，这确实是虚阳外越。干姜附子汤和上述两方相比，只用生附子一枚，干姜一两，不过，如果你认为此方药量比前两方少，那就错了。我们再看煎煮法，通脉四逆汤和四逆汤都是'上三味，以水三升，煎取一升二合，去滓，分温再服。干姜附子汤的煎煮法则是'上二味，以水三升，煎取一升，去滓，顿服。'一个是再服，一个是顿服，干姜附子汤的药量自然更大，温阳之力也更强。此方还去了甘缓的甘草，就如《内经》中云：'间者并行，甚者独行'之意。你看这三方的煎煮法有什么特点？"

孟飞赶紧放下"礴砂"回答："依您刚才说，都是用水三升，煎取一升。"

黎庇留又吃了块"礴砂"，也让孟飞吃了一块，不紧不慢地说："不知道你有没有留意，小柴胡汤的煎煮法是'以水一斗二升，煎取六升，去滓，再煎取三升'；炙甘草汤是'以清酒七升，水八升，先煮八味，取三升'，这些方是用水比较多的。你看桂枝汤是以水七升，麻黄汤是以水九升。为什么其他方用水都那么多，唯独此三方用三升水？"

孟飞想了半天，都没有想出个所以然来，只好说："学生愚钝，请先生明示。"

黎庇留捋了捋胡子，故意放慢语速，好让孟飞听清楚，他说："药量少自然放水少，煎煮的时间就短；药量大自然放水多，煎煮的时间自然也长些。还有一点，其他方的量都是三服的量，但四逆汤和通脉四逆汤是再服，干姜附子汤是顿服。这就是仲师在治疗危重症时候的一个独到的经验，他特意每次只煎最重要的两三味药，而且只煎一两服的量，从而减少煎药的时间，更好地争取主动。煎半天才有药吃，还谈什么急救回阳？"

孟飞想："没想到仲景在两千年前，就有这种争分夺秒的急救意识。仲景之学果然是从不断的临床实践中总结出来的，没有长年的临床观察，绝对不会总结出这样的经验。谁说中医只长于治未病和慢性病的调理，和急危重症的抢救无缘呢？中医绝不是慢郎中！"

他感慨地说："急煎急服是仲师治疗危重症的独到经验。仲师被称为'医圣'，果然不是浪得虚名，他的临床创见，确实是千百年来无人能及的。经先生指点，我开始明白仲师的意思了。您也是独具慧眼，否则怎能明白仲师的真意啊。"

黎庇留拍拍他的肩膀说："孟飞啊，你果然有很高的悟性，他日你的成就肯定会在我们几个之上。我们再看其他两个用生附子的方吧，《伤寒论》第315条：'少阴病，下利，脉微者，与白通汤，利不止，厥逆无脉，干呕，烦者，白通加猪胆汁汤主之，服汤，脉暴出者死，微续者生。'此证又有何不同？"

孟飞连忙给黎庇留斟茶，谦虚地说："先生过奖了，学生实在是汗颜啊。此证阳气更虚，前面是'脉微欲绝'，这里是'厥逆无脉'，而且还有'烦'。"

黎庇留喝了口茶说："对，白通加猪胆汁汤证阳气更虚，不过，此方却没有加大附子、干姜的量，反而还要加上猪胆汁、人尿，以反佐之。这犹如烧火加柴，此时不但不能猛加柴，还要煽风才能起火。所以**仲景**还要加上一句：'脉暴出者死，微续者生'。这就是所谓的'少火生气、壮火食气'，现在有些人附子越用量越大，未必合仲师之意。"

孟飞明白了，冲口而出："听了先生的解释，学生明白了。仲景用温阳剂的经验，一是要'少火生气'，二是要急煎急服，以免贻误战机。"

黎庇留听了孟飞的回答非常满意："聪明，果然是学医的好材料。我用温阳剂还常用'渐退'之诀。就是用四逆汤得效之后，即改用附子理中汤、真武汤。附子理中汤有人参、白术，真武汤有茯苓、白术、生姜，扶助元阳之方针不动，而理中有健脾助运之功，真武有暖土制水之长，就变四逆之峻烈而为温和调理之方了。就如你前面说的潘少干案和谭母案。"

"我再给你讲一个吐利厥逆案吧。龙田坊有个年轻盲女，有一次得了霍乱，上吐下泻，请我去看。我去看的时候，她正在呕吐，吐出来大量黄水，衣服都被完全浸湿了，大便溏薄如米泔水样，四肢厥逆，脉微欲绝。你觉得该用何方？"

孟飞回答："《伤寒论》第388条：'吐利，汗出，发热，恶寒，四肢拘急，手足厥冷者，四逆汤主之'。第389条：'既吐且利，小便复利，而大汗出，下利清谷，内寒外热，脉微细欲绝者，四逆汤主之。'这两条四逆汤证的条文描述的症状都是吐、利、脉微细欲绝、手足厥冷，和此盲女的症状一模一样，所以这里肯定是用四逆汤。"

黎庇留说："你说得很对，我马上开了一剂四逆汤。那是中午时分，到了傍晚，我再派人去看的时候，她已经没有再上吐下泻了，只是觉得头有点痛，全身有点发烫。于是派去的人便问我'是不是药太热了？'你觉得是药太热吗？"

孟飞点点头。

黎庇留笑道："这怎么会是药太热呢？这是药力透达的缘故，病势已从阴出阳了，所以觉得热。果不出我所料，第二天，她精神已经明显好转，不再呕利，手足也渐变暖。我见她症状已经好转，不再需要四逆汤了，便马上开始'渐退'，由急救慢慢转向调理，改予理中汤温开脾胃，以免'壮火食气'。第三天再去看她，她精神胃口都较前明显好转，不过还是四肢乏力，不能下床，我又改用真武汤加桂枝善后，服一剂后就可以下床了。我后来碰见那个盲女，她跟我说：'吃了药以后，桂枝之气，直达脚趾，浑身舒畅。'孟飞啊，只要方能对证，经方的疗效确实是很神奇的。"

　　孟飞听了感叹道："这就是先生说的温阳剂'渐退'之诀？先生如此善用温阳剂，果然是辨证施治的大家。如果您不是对病人疾病发展过程中的每一个细微变化都分析得一清二楚，绝对不会总结出这'渐退'之法。您比那些不辨证、一方到底的所谓名医，真不知高明多少倍。帆随风动，方随证转，这应该是每个中医在临床中必须努力做到的。"

　　黎庇留又吃了块"礞砂"，然后说："好，不枉我和易先生对你的教导。我们再讲讲温阳力最强的四逆汤吧。从四逆汤的各条条文我们可以总结出此方的主症是：吐、利、肢冷、脉微。成无己对四逆汤是这样解释的'四逆者，四肢逆而不温也。四肢者，诸阳之本，阳气不足，阴寒加之，阳气不相顺接，是故手足不温，而成四逆。此汤申发阳气，却散阴寒，温经暖肌，是以四逆名焉。'我曾治一女，因和家人争吵，一时想不开，寻短见服了大量大浮萍。此药俗称大睡药，寒毒异常，吃过量很容易吃死人。家属回家发现她的时候，她已经意识不清了，眼睛紧紧地闭着，睡在那里一动不动，一句话也不能说，四肢冰凉，脉微欲绝，所以来求诊。肢厥、脉微，你说应用何方？"

　　孟飞用笔记下主要症状，分析了一阵，答道："这是四逆汤证。"

　　黎庇留笑道："对，我就是用大热的四逆汤，对付这寒毒之变。我急急煎好药督促家属马上灌她喝完。一服药之后，她渐渐清醒了，到了晚上就可以说话了。"

"还有一个八九岁的女孩，下利不止，四肢厥逆，你说用何方？"

这个病例比较简单，孟飞冲口而出道："四逆汤。"

黎庇留又问："一个伙夫，素无病，忽倒地不省人事，手中厥冷，你说用何方？"

孟飞想了一下，便回答："四逆汤。"

黎庇留继续问："一个病人，一天傍晚忽头目眩晕，不省人事。刻诊见脉沉微，四肢厥逆，振寒。那时候是盛暑，他还要盖大被子。你觉得该用何方？"

这个案和前面那个差不多，所以孟飞这次也答得很快："'脉沉微，四肢厥逆，振寒'，这也是四逆汤。"

黎庇留又喝了口水，继续说："我嘱家属煮老姜扎其头部，配合四逆汤口服。服药后马上药气就上来了，手足逐渐变暖，第二天早晨就基本上痊愈了。后来药店的人见我屡次用四逆汤治疗急危之症，每每取得奇效，所以纷纷传抄此方。"

"真武汤那天已经讲过很多了，此方治疗阳虚水饮。真武汤与前面几个方不同，此方用的是炮附子一枚。从煎煮法看，此方是'以水八升，煎取三升，去滓，温服七合，日三服'，也没有急煎急服。由此可见此方非回阳救逆之剂。"

"我再给你讲一个真武汤的病例吧。里海东头街就记的侄女，患疟疾迁延数月，经常服用一些寒凉药。慢慢地精神越来越差，而且经常会心跳，吃不下睡不着，口中喃喃自语，不过谁也不知道她说什么，还四肢浮肿。后来耳朵也听不见声音了，起床也没有力气了，所以叫我去看。我去那天早上她还服过甘遂等攻下药，结果下午差点就出事了。她突然使尽全身力气爬起来，拉着自己的被子向后门狂奔。你知道吗，她们家后门就是海啊。吓得她父亲赶紧追上去，几个人弄了半天才把她抱回床上。可她睡在床上还不断地吵闹。你知道这个为什么不用四逆汤，要用真武汤呢？"

这个病例和前面几个就不太一样了，孟飞仔细地分析了整个医案，生怕漏掉某个重要的细节，想清楚了才回答说："这个女子是因虚阳浮越引起的精神异常，这点是毫无疑问的。不过她和其他人不同的是，她还有心悸、耳聋，而且她是以精神症状为主的，并没有四肢逆冷，脉微细欲绝，这就和一般的四逆汤证不同了。"

黎庇留笑道："你说得对，这虽是孤阳浮越，但并不是四逆汤证。心悸，这是桂枝证。《伤寒论》第64条：'发汗后，其人叉手自冒心，心下悸，欲得按者，桂枝甘草汤主之。'这想必你是知道的。"

孟飞点点头。

黎庇留继续说："真武汤在温阳的同时，主要是针对阳虚寒饮，这是大家都知道的。第82条有'心下悸'，这是寒饮引起的心悸，'凡食少饮多，水停心下，甚者则悸，微则短气'，和炙甘草汤的因虚致悸不同。第316条有'四肢沉重疼痛'，肢肿自然也是因于寒饮。我们现在这个患者，寒饮的症状是很明显的，除了心悸、肢肿，她还耳聋，耳聋就是因为寒饮蒙蔽清窍引起的。我马上给她煎了一剂真武汤加桂枝、龙骨、牡蛎，灌她喝了下去。服药不久，她就开始安静了，一睡就睡了几个小时，这是十日来所未有过的。她睡醒以后寒战了一阵，又盖好被继续睡。第二天早晨神清气爽，能够自己起床了。前后连服五六剂，肿也消了，各种症状完全好转了，而且胃口也好了很多。继续调养了几天，精神就复原了。"

他将了将胡子，站起来，一边松松筋骨，一边说："《伤寒九十论》里也有一个伤寒耳聋案：那是戊申年，一个官员病了八九日，突然耳聋听不见了，并且汗多惊悸。其他医生都认为少阳证，《伤寒论》第264条：'两耳无所闻，目赤，胸中满而烦者'，这个病人以耳聋为主要表现，这肯定是少阳证无疑了。可许叔微上前摸了一下脉，这个病人两只手的脉都是细弱无力，他便认为这肯定不是少阳证。如是少阳证的话，还会有渴欲饮水、心烦、但欲寐、咽痛等症状，但是今天这个患者却没有这些症状。他追问家属，家属告诉他，病人曾经服了大量的发汗药。这就很清楚了，反复误汗，'一逆尚引日，再逆促命期'，阳气受伤，这才会心悸、耳聋。这和少阳证的耳聋明显是不一样的。所以他用真武汤、白术附子汤之类，几天就好了。我这个病人的耳聋和许叔微伤寒耳聋案里的耳聋，从病机上讲是一样的。"

"孟飞，你知道桂枝去芍药加蜀漆牡蛎龙骨救逆汤吗？"

孟飞想了好一阵，黎庇留一边喝茶，一边等他。许久他才想起来，于是回答："桂枝去芍药加蜀漆牡蛎龙骨救逆汤和桂枝甘草龙骨牡蛎汤都是治疗虚阳浮越的精神症状的。《伤寒论》第 112 条：'伤寒，脉浮，医以火迫劫之，亡阳，必惊狂，卧起不安者，桂枝去芍药加蜀漆牡蛎龙骨救逆汤主之'。第 118 条：'火逆下之，因烧针烦躁者，桂枝甘草龙骨牡蛎汤主之。'"

黎庇留又拍了拍孟飞的肩膀，笑道："答得好啊。所以我在真武汤的基础上加治心悸的桂枝，并以龙骨牡蛎'介类以潜之'，潜镇浮越的虚阳。"

"我再给你说个足心痛案吧。龙田坊一个姓吴的中年人，本在香港做雇工。他曾经患花柳病，治疗花柳病时，吃过大量的清凉败毒剂。后来他开始脚板底痛，痛得都走不了了。面色苍白，唇舌也白，饭量很少。因为屡医不效，所以他返乡请我诊治。我认为：足心为涌泉穴，是肾脉所发源者。肾败所以痛甚不能着地。先以真武汤加茵陈，使湿邪能从小便去。接着单用真武汤，后来连续吃了十余剂药，就治好了。"

孟飞感叹道："这也是阳虚寒饮之象，我们辨证真的不能不细啊。"

黎庇留看了看他，说："对！我还曾将真武汤外用，治疗阴疽。那是一个雇工，有一日突然不能行走了。他的左膝后面，结了一大疽，敷药无效。他很贫寒，所以我免费赠给他几剂真武汤，叫他煎好后配合葱姜汁外敷。敷了几天，就没再流脓了。经方的效验有时候真的是很神奇的。"

"讲完真武汤，我们讲理中汤吧。那天陈先生说'理中汤治疗霍乱、下利清稀'，《伤寒九十论》里就有一个典型的理中汤案，一个姓曹的，开始只是有点恶寒发热，六七日后开始腹满、呕吐、下利、不能饮食、脉细而沉。不过这个患者虽呕吐，下利，脉微，但身还是暖的，手足也是温的，所以这还不是四肢厥冷的四逆汤证。虽是明显的寒证，只要温开脾胃便可，于是许叔微处以理中丸继以五积散，几天就治好了。"

"我用理中汤很多时候都加附子，以增强温阳之力，就像你前面说的潘少干案。不过用理中汤也不一定要拘于下利，也可用于以其他症状为主要表现的中焦虚寒，如谭母左胁满痛案。"

"我再给你讲一个厥阴病目盲案吧。一个五六岁的女孩，因为疳积，长期服用使君子、雷丸之类的药，服药后下利不止，渐渐的视力开始减退，后来几乎看不见东西了，所以请我去看。这是厥阴病，阴霾四布，再不及时温散阴寒之邪，小孩就会失明了。之所以会阴霾四布，这是因为过用寒凉，损伤中阳引起的。所以我先用附子理中汤止泻，再以乌梅丸寒温并用，加减治疗疳积。慢慢地眼睛就可以看见东西了，视力比以前还好。"

孟飞很认真地听完了黎庇留讲的每一个病例，感慨地说："原来理中汤还可以这样用，其实就算是阳气不足，也不一定要用四逆、真武、理中，就像先生曾用甘草附子汤治疗令堂，又如刚才的桂枝去芍药加蜀漆牡蛎龙骨救逆汤。"

黎庇留高兴地拍拍孟飞，说："孟飞果然是明眼人。其实阳气不足，确实也不一定要用四逆、真武、理中。你看《伤寒论》的第20、29、30、68条。第20条：'太阳病，发汗，遂漏不止，其人恶风，小便难，四肢微急，难以屈伸者，桂枝加附子汤主之。'第29条：'伤寒，脉浮，自汗出，小便数，心烦，微恶寒，脚挛急，反与桂枝汤，欲攻其表，此误也。得之便厥，咽中干，烦躁，吐逆者，作甘草干姜汤与之，以复其阳。'第30条：'病形象桂枝，因加附子参其间，增桂令汗出，附子温经，亡阳故也。'第68条：'发汗，病不解，反恶寒者，虚故也。芍药甘草附子汤主之。'桂枝加附子汤、甘草干姜汤、芍药甘草附子汤都是仲师应对误汗损伤阳气的办法。甘草干姜汤最轻，芍药甘草附子汤稍重，桂枝加附子汤更重。桂枝加附子汤主要是治疗阳虚所致的汗出，气短，乏力，甚至头晕目眩，其实这个证也是非常常见的。除此之外，还有你说的治疗关节痛的甘草附子汤和治疗火迫发汗、劫夺其阳、神志异常的桂枝去芍药加蜀漆牡蛎龙骨救逆汤和桂枝甘草龙骨牡蛎汤，都是仲师针对阳虚之兆，挽回被伤之阳的方剂。"

　　黎庇留停了一下，说："阴阳对于我们辨证确实很重要，但这只能作为一个总纲，总纲以下有很多不同的证，我们着眼于阴阳的同时，更应着眼于实实在在的证，有是证用是方，明白吗？"

　　孟飞站起来，作了个揖，谢道："谢谢先生这第二课，学生听了如拨开迷雾，在南洋，有些医生每方必加附子，甚至把急救回阳的四逆汤作为保健药，实乃曲解仲景之意也。'治病如对仗，用药如用兵'，如赵括一般脱离实际，一成不变，纸上谈兵，确实是误己误人。"

　　黎庇留确实是一个好老师，他一课课地讲解，使孟飞对仲景用药思路的理解越来越清晰，黎庇留给孟飞上的第三课会是什么内容呢？欲知后事如何，且看下回分解。

第十八回：养阴药妙用之法

上回讲到黎庇留给孟飞讲了温阳剂"进退"之诀，使孟飞对他的临床功力心悦诚服。此后，孟飞白天在草堂跟黎庇留看病，晚上挑灯夜读，他感觉自己仿佛又回到了大学时代，仿佛重新找到了自己愿意穷其一生追求的理想，心中有一种难以言喻的平静与欢愉。

这天，草堂的病人很多，快中午了才看完。刚看完病，黎庇留和孟飞准备休息一下的时候，九树社有个人来请黎庇留为其兄长看病。

病人是一个中年男子，素体健，有一天突然就发起狂来，在屋子里走来走去，自言自语，语无伦次。

黎庇留问孟飞："孟飞啊，你见过此证吗？"

孟飞仔细观察了一下病人，回答道："我以前也曾见过这样的病人，按照西医的说法：这是狂躁，一种神经精神症状，引起狂躁的原因很多，可以是脑的病引起的，也可能是其他内脏原因引起的。"

黎庇留凝神静思了一阵，说："你还懂得西医？其实我早已看出，你并不简单，你从前应该也看过不少病吧？"

孟飞吓了一跳，都怪自己多嘴，搞不好这次要露馅了，脸一下绯红起来。

黎庇留拍了拍他的肩膀，笑着说："西医我不懂，但仲师谈及这种狂躁的条文其实也有很多，大部分情况你都见过了，现在你说一下吧？"

孟飞这才松了一口气，不过黎庇留问这么高难度的问题，应该如何回答呢？他想了好一阵，才说："先生曾讲过火迫发汗，劫夺其阳引起的狂躁，桂枝去芍药加蜀漆牡蛎龙骨救逆汤和桂枝加龙骨牡蛎汤。这是轻症，如果是严重的阳虚，虚阳欲脱而出现烦躁不安的话，那是病重，生命垂危的征象。"

黎庇留点点头，说："对。严重阳虚引起烦躁不安，除了我们前面说的干姜附子汤、白通加猪胆汁汤外，还有《伤寒论》第69条茯苓四逆汤证，这些情况都是要急救回阳的，所以此三方都是用生附子。如果在虚阳欲脱的时候还不能急救回阳，那就不堪设想了，就会出现第296、298、300、343、344条的'厥逆'、'躁烦'、'脉不至'的死证。你知道蜀漆是什么药吗？"

孟飞答不上来，只好摇摇头。

黎庇留笑道："蜀漆即常山之苗，此处用以涤痰。还有其他原因会引起狂躁吗？"

孟飞又想了一下回答："瘀血的'如狂'、'发狂'、'善忘'，桃核承气汤和抵当汤。其他的就不知道了，学生愚钝，请先生明示。"

黎庇留说："此外仲师还论述了两类狂躁。第一类，大承气汤证，《伤寒论》第212条：'独语如见鬼状。若剧者，发则不识人，循衣摸床，惕而不安，微喘直视'，第252条：'目中不了了，睛不和'，这是热结引起的狂躁。第二类：《金匮要略·中风历节病脉证并治》里的防己地黄汤证。"

黎庇留停了一下又说："仲师书中论及精神异常的还有心悸、懊恼、不眠甚至不欲食等情况，如柴胡证、百合病、狐惑病等。你知道柴胡加龙骨牡蛎汤吗？《伤寒论》第107条：'伤寒八九日，下之，胸满烦惊，小便不利，谵语，一身尽重，不可转侧者，柴胡加龙骨牡蛎汤主之'。此方是桂枝去芍药加蜀漆牡蛎龙骨救逆汤和小柴胡汤的合方，以胸满烦惊、失眠为辨证的着眼点。此方也是一个相当好用的方。"

孟飞感叹道："光狂躁一证，竟有这么多不同。这个病人烦躁不安，应该用何方？"

黎庇留问道："你知道叶天士治疗中风之法吗？"

孟飞回答："弟子略略听人说过，叶天士在《临证指南医案》中认为中风的病机是'精血衰耗，水不涵木……肝阳偏亢，内风时起'。治法方面，叶氏认为'缓肝之急以息风，滋肾之液以驱热'，'介以潜之，酸以收之，厚味以填之'，也就是'清上实下之法'。清上：即介类以潜之或佐咸降，泛指介类和羚羊等物；实下：即柔静以摄之，味取酸收，用生地、玄参、肉苁蓉、山萸肉、麦冬之类，也就是育阴息风，平肝潜阳。近代医家在其启发下，张伯龙以'潜镇摄纳'为中风治疗之纲，即潜阳镇逆、固阴益液。张山雷的《中风斠诠》订'治风八法'，并提出治疗中风应以介类为第一良药。张锡纯制镇肝息风汤，天冬、芍药、玄参养阴，龙牡、赭石潜阳，川楝疏肝，重用牛膝引血下行。建瓴汤以介类潜阳并重用生地育阴息风。"

孟飞的回答，出乎黎庇留的意料，他高兴地拍拍孟飞的肩膀说："你说的基本上是对的，没想到你对叶天士的理论有这么深的认识。如果仔细看过《临证指南医案》的话，不难发现，叶天士中风门、肝风门、眩晕门里，用得最多的药物是菊花、生地和龙牡。"

黎庇留停了一下，继续说："我们回头看《金匮要略·中风历节病脉证并治》里面的三个方。侯氏黑散'治大风四肢烦重，心中恶寒不足者。'（《外台》治风癫）组成：菊花四十分，白术十分，细辛三分，茯苓三分，牡蛎三分，桔梗八分，人参三分，矾石三分，黄芩五分，当归三分，干姜三分，川芎三分，桂枝三分。风引汤'除热瘫痫'，组成：大黄、干姜、龙骨各四两，桂枝三两，甘草、牡蛎各二两，寒水石、滑石、赤石脂、白石脂、紫石英、石膏各六两。防己地黄汤'治病如狂状，妄行，独语不休，无寒热，其脉浮'。防己一钱，桂枝三钱，防风三钱，甘草一钱，生地黄二斤（绞汁）。纵观此三方，侯氏黑散以菊花清热平肝，皂矾（黑矾）化痰开窍；风引汤以金石介类潜阳，大黄通腑；防己地黄汤以大量地黄滋阴养血以潜阳。"

说到这里，他又停下来看着孟飞，孟飞想了好一阵，口中念念有词"菊花、介类、地黄……"，突然惊叫到："这不是和叶天士的用药差不多吗？"

黎庇留哈哈大笑："你很聪明啊。叶天士和吴鞠通是温病大家，想必易先生也曾跟你说过，他们也是深谙仲景之道的。虽吴氏的《温病条辨》多有偏颇之论，但细看他们的医案，不难发现他们也是颇具临床功力的大家。叶天士治疗中风之论对后世的中风证治有着深远的影响，但上述理论皆取法于仲师。叶氏曾这样论及侯氏黑散：'考古人虚风，首推侯氏黑散，务以填实肠胃空隙，庶几内风可息'，他还认定菊花为此方用量独重之主药。可见他治疗中风重用菊花，是源于侯氏黑散的。肝风门三十二案中，用地黄的就有二十多案，吴鞠通一甲、二甲、三甲复脉汤、大定风珠均含此药，可见此药的重要性。叶氏介类潜阳实取法于《外台秘要》。徐灵胎评叶案中就有这么一段：'但阳气上升，至于身体不能自主。此非浮火之比，古人必用金石镇坠之品，此则先生（指叶天士）所未及知也。忆余初至郡中治病，是时喜用唐人方，先生见之，谓人曰：有吴江秀才徐某，在外治病，颇有心思，但药味甚杂，此乃无师传授之故。以后先生得宋版《外台秘要》读之。复谓人曰：我前谓徐生立方无本，谁知俱出《外台秘要》，可知学问无穷，读书不可轻量也。先生之服善如此，犹见古风。所谓药味杂，即指金石品也'。这么看来，仲师此三方实开后世中风病治疗育阴息风、平肝潜阳大法的先河。"

孟飞本以为自己对叶天士治疗中风的理论有很深入的研究，现在和黎庇留比起来，简直差远了，他的脸一下子又红了。

黎庇留看出了他的心思，笑着继续说："你读过的书不少，悟性也很高，只要以后勤思考，多临证，必会学有所成。我用此三方多是互联使用。本来风引汤是'除热瘫痫'的，'瘫'指瘫痪，'痫'指抽动，这个病人以狂躁为主要表现，本当用防己地黄汤。我看他并非以阴虚为主，反而一派痰热腑实之象，故用风引汤，去干姜，入竹茹。我还曾治疗龙田坊吴心明的父亲，年逾花甲，突然舌大满口，不能食，不能言，脉洪大。这是风火入心，风承火热，火藉风威。我也是用风引汤，一服即愈。"

黎庇留开了风引汤，病人连服两剂，就好了。

治好这个病人后，黎庇留又给孟飞讲了一个病例："吉源坊谭某来求诊，自诉感暑后觉得烦热，但我看他外无身热，内无口渴，又没有滑数之脉。于是开了些轻清之品。这个病人神态恍惚，我总觉得不对劲，第二天再看他的时候，特意仔细询问了家属，才知道原因，他在西省做雇工二十余年了，有些积蓄，便和友人在佛山办了一间银号。谁知道，银号突然因故不能开张，于是他叫侄子赶紧去佛山收回他交予友人办银号的钱。侄子去了以后，他就开始喃喃自语，坐不安位，卧不着席，食不知味。老是说：'怎么办啊？以后拿什么供养老母亲啊？'孟飞你觉得这个应该用何方？"

孟飞想了想说："这个应该是先生先前讲的'似热非热，似寒非寒，饮食或有美时，或有不欲闻食臭时'的百合病吧，用百合地黄汤。"

黎庇留说："对，我就是用了百合地黄汤，并安慰他。后来他的侄子收款回来，他也就好了。仲景用地黄的方剂十首，其中用生地黄的方剂包括炙甘草汤、防己地黄汤、百合地黄汤三首，这三个方证皆有'神'的症状。防己地黄汤'如狂状，妄行，独语不休'，百合地黄汤所治百合病'意欲食复不能食，常默默，欲卧不能卧，欲行不能行，饮食或有美时，或有不闻食臭时'皆为'神识之疾'。防己地黄汤用生地黄二斤（绞汁）；其次是炙甘草汤用生地黄一斤；百合地黄汤则用生地黄汁一升，如吴鞠通所言地黄'非重用不为功'。"

黎庇留见孟飞听得入神，继续说道："仲师用地黄主要用于滋阴养血，如皮肤干燥枯槁，大便干结，口干舌干，唇干裂，舌瘦苔少，或唇红舌红，脉细数、结代。叶天士有'看舌之后，亦须验齿'，故唇舌干燥，牙齿枯槁也是地黄的使用指征。《伤寒论》196 条：'阳明病，法多汗，反无汗，其身如虫行皮中状者，此以久虚故也。'此乃阳明久虚，津液不足，汗源不充，故法多汗反无汗，地黄便可治疗这种皮肤干燥、瘙痒、潮红、脱屑。炙甘草汤又名复脉汤，《金匮要略·肺痿肺痈咳嗽

上气脉证并治》附《外台秘要》'肺痿涎唾多，心中温温液液者。'可
见地黄还可以改善阴液枯竭的症状。地黄在经方的配伍中还有制燥的作
用，制燥就是制约药物的温燥之性。如炙甘草汤三分阳药，七分阴药，
此方中地黄还有制桂枝温燥的作用。如防己地黄汤，生地二斤配伍防
己、防风、桂枝等辛温的药物也是此意。《千金》《外台》亦有多方是
使用地黄制燥的。后世方如大秦艽汤用地黄也是此理。"

　　黎庇留和孟飞看完病，准备顺路去番禺学宫看一个朋友。番禺学宫
是广东三大学宫之一，是书院群里规模很大的一个。学宫的格局形成于
清乾隆十二年（1747年），道光十五年（1835年）重建，阔三路，深
五进。左右两路为明伦堂、光霁堂，中路为棂星门、泮池拱桥、大成
门、大成殿、崇圣殿及东西廊庑。这个番禺学宫就是现在农民运动讲习
所的前身。学宫附近有座番山，清代广东诗人屈大均说广州城内有三
山：番山、禺山、粤秀山（越秀山），其中的番山和禺山，就是两千年
前广州古城建城时之所以名"番禺"的原因。番山上有座六角亭，前
列长松，众木交荫，学宫的学生课余会来这里吟咏休息，分外雅致。明
人列"羊城八景"，番山首次入选，名曰"番山云气"。清代羊城八景，
其中一景为"孤兀禺山"也是指这里。因为禺山早在南汉已几乎被削
平，"孤兀禺山"只是把番山误认为禺山而已。所以听说要去番禺学宫
看朋友，孟飞也是十分高兴的。不过他们刚出门便撞见黎庇留的族叔恒
公来求诊，只好作罢。

　　恒公的妻子干咳半年了，换了很多医生，百药罔效。那些医生多是
开些清润之品，见到数日不大便，则或用郁李仁、麻仁、枳实等；见她
不思饮食，便用些山楂、麦芽等，有药无方，全无定见，敷衍了事，病
势有增无减，日甚一日，今年八九月间，时值盛暑仍需穿夹层衣衫。现
在则是面色死灰无华，看着简直和死人差不多。

　　黎庇留问孟飞："此何证？"

　　孟飞答道："干咳，面色无华，舌光红无苔，恐怕是肺阴虚？"

　　黎庇留笑道："你却是比那些庸医有见识，他们动则说人家是阴

虚，这回'面无华色，舌光红无苔'，已经是一派热邪销铄、真阴亏耗之象了，他们却不认得，真是可笑啊。此证虽阳邪爆裂日久，真阴已伤，因仍有阳邪，故绝不能一味滋阴，得用黄连阿胶汤泻南补北，滋阴养液兼以直折其心火。但扶阴抑阳中又当以扶阴为主，黄连、黄芩苦以化燥，只宜轻用，诚如吴鞠通谓：'必大队甘寒以监之，但令清热化阴，不令化燥'。"

说完，他开了黄连阿胶汤，加生蜜，患者服了六七剂就好了。半年之病，几近死亡，收功于一周之内，经方的疗效真是神奇啊。

这天黎庇留和孟飞正在书偏品茶，讲因粤剧艺人李文茂响应太平天国起义，粤剧禁演 15 年之久的故事。黎庇留一边讲故事，一边指着"振兴医风，换回国命"的那一幅对联说："朝廷昏庸，民生凋敝，这样才会有洪秀全之乱，在这样的时候，'振兴医风，换回国命'就显得更重要了。'苛政猛于虎'，庸医亦猛于虎啊。"

孟飞听黎庇留这么一说，想起了他在陶陶居说过的一段话："'居庙堂之高则忧其君，处江湖之远则忧其民'，这本是读书人分内之事。"这个黎先生果然是一个忧国忧民的"儒医"。

正说着的时候，东里一个小伙子急匆匆地来找黎庇留："我父亲病情突变，请您老人家快去看看，以作定夺。"

小伙子的父亲已经八十多岁了，他开始是患太阳寒水射肺之证，发热而咳，黎庇留开了小青龙汤，他服药后，热已退，咳仍未尽除。畏药苦，不愿再服，咳嗽一天比一天厉害。他平素好动，可现在已经一个月不出门了。

小伙子说："家父久困床褥，我们以为他行将就木。他已经好几天不吃东西了，昨天吃了些鱼肉粥，今晨突然嚷嚷着要吃肉糜粥，不知可不可以给他吃？"

黎庇留问："你别急，先告诉我令尊近日大便怎样？"

老翁的儿子回答："不大便十余天了。"

黎庇留又问："吃了鱼粥以后，精神怎样？"

第十八回 ❀ 养阴药妙用之法

老翁的儿子回答："现在咳嗽已经不明显了，就是口干舌燥。自从昨天吃了鱼肉粥，今天说话声音较前几天响亮了些。"

黎庇留笑道："令尊的病不是加重了，而是慢慢好转了。病能渐从燥化，是吉兆，这是元气自复，当以肉糜润燥，自然会好的，无需过虑。"

过了几天，老翁精神逐渐好转，饮食如常，已经可以上街走动了。

黎庇留笑着对孟飞说："孟飞啊，世人都说我黎庇留喜欢用热药、峻药，没想到我也经常用养阴药吧，更不会想到我会用这平淡的肉糜治愈卧床日久的八十岁老翁吧？关键是辨对证，用对药。"

看完病，黎庇留拉着孟飞说："前些天太忙了，今天天气不错，我们去看一下'穗石洞天'、'五仙霞洞'、'仙人拇迹'吧。易先生他们好静，我好动，在下就喜欢经常四处走走，呼吸一下新鲜空气。"

黎庇留讲的"五仙霞洞"也是清代的羊城八景之一，南宋末年建成于五仙观内。

他们一路谈笑来到五仙观，在观门前抬头一看，只见门上大匾，赫然写着"五仙古观"四个大字。进了观门，黎庇留便拉着孟飞说："汉晋时就有'初有五仙人皆手持谷穗，一茎六出，乘五羊而至，仙人之服与羊各异，色如五方，即遗穗与广人，仙忽飞升以去，羊留化为石。广人因即其地为祠祀之'的传说，此后为纪念五仙福址，称广州为'羊城'。五仙观也是为纪念这个传说而建的。孟飞啊，要了解一个地方的人，首先要了解这个地方的历史和民俗，我知道你是从南洋来的，所以特地带你到此，让你更好地了解广州，这样才有归属感。"

他们穿过仪门，看见一对用漱珠岗火山岩刻制的石麒麟，还看见了长宽约四米的天然红砂岩石，这是罕见的原生石，即羊城八景"穗石洞天"中的"穗石"。近前仔细观看，在石面上有一个形似大足印凹处，听黎庇留说，这就是传说中的"仙人拇迹"，乘五羊而来的仙人留下的。仙人们还在东樵（罗浮山）留下了另一个脚印。罗浮山是道教著名的仙山，东晋的葛洪便在此山中炼丹。"仙人拇迹"下有一泉眼，名为佗泉，为广州古城内仅存两泉之一，故印内一泓清水，终年不竭。

孟飞正看得入神的时候，黎庇留对他说："观后还有一座城楼式的古建筑物，明洪武七年建造，它比镇海楼还要早七年，故称为'岭南第一楼'。"

他们走近"岭南第一楼"，见此楼楼基用红砂岩砌筑，楼高七米，中通往来，作城门状，上建栋宇巨檐，构成一座轩敞的楼台，显得庄严雄伟、朴素大方。

黎庇留继续说："楼上悬一大钟，是广东最大的铁钟。这口大钟撞击起来，声音很响，'扣之声闻十里'。这大钟是作为遇火警等非常事故时召人救急用的，无事禁止撞击；又有此钟敲响、城中便瘟疫大作之说，故名'禁钟'。"

孟飞仔细地看着大钟，惊异地发现此钟只用一根葛藤悬挂着，感叹古人造物，真是十分神奇。

孟飞回头想，五仙观也是在广州城市化进程中几近毁灭的古迹之一，和荔枝湾一样，到了2004年才开始花重资重修。他又想起了和萧遥在荔枝湾畔说过的话："就像经方，这样的一块瑰宝，如果等到失传了，再从日本、韩国这些地方找回来，那就太可惜了。"

在崇正草堂一段日子后，孟飞终于相信了萧遥的话，黎庇留的讲解，确实是深入浅出，上完第三课后，黎庇留还会有什么绝活教给孟飞呢？欲知后事如何，且看下回分解。

第十八回 养阴药妙用之法

第十九回：番禺学宫遇隐士

上回讲到孟飞见黎庇留用养阴药治病效如桴鼓，对他佩服得简直五体投地。除了临床功力，黎庇留的诲人不倦，更让孟飞感受到了他作为一个经方大家的风范。他已经认定黎庇留就是那位可以为他指路的"明师"了。很多次他都想问黎庇留是否愿意收他为徒。可是话到嘴边，又始终开不了口。自己好歹是个中医博士、主任医师，一个科的主任，被人一而再再而三地拒绝，那多丢人啊。想来想去，他决定还是先好好地临证、读书，等自己慢慢有所长进，证明自己不是"非其人"了，再跟黎庇留说。

上次黎庇留和孟飞看完病本来是要去番禺学宫看朋友的，后来因为黎庇留的族叔恒公请他看病，只好作罢。这天病人比较少，于是他们就去了番禺学宫。孟飞听黎庇留说，他这个朋友是学宫的教书先生，姓黄，道光年间的举人。他中举时才二十岁，不过此后考了很多次会试，都名落孙山。最后，黄先生自知雁塔题名无望，便在这番禺学宫当起了教书先生。

这位黄先生看上去六十岁上下，不过一点也不显老，头发依然乌黑，走起路来步履矫健，说起话来声如洪钟。穿一身笔挺的黑色绸缎长衫，戴着那种圆圆的老式眼镜。他见人便笑，慈祥中又不失威严。一双不大的眼睛，却精彩内含，会说话一般。俗话说，眼睛是心灵之窗，从他的眼睛里，孟飞看得出，他肯定是个学富五车又极有修养的长者。

黎庇留见到他，便连忙行礼："黄先生，您最近可好？在下好久未来拜见先生了。"

黄先生忙还礼笑道："天佑贤弟，多亏你还能想起我这个山野村夫。”

黎庇留说：“在下能得先生教诲，三生有幸啊。”他转过头对孟飞说：“孟飞，快给先生行礼。你来草堂已经有些时日，应该发现草堂的两副对联并非出自同一人之手，‘振兴医风，换回国命’是在下所书。另一副轻重、徐疾、笔锋开合有度，书画一体，自成一家的绝妙佳作，就是黄先生所书。黄先生是当世大儒，在下的挚交。”

孟飞忙给黄先生行礼，笑道：“久仰先生大名。”

黄先生谦逊地说：“老朽生性散漫，写字不过随心所欲，乱写一通。虽家教甚严，但老朽自幼顽劣，不喜临帖。家父在世时，经常在家中练习书法，要我在一旁揿纸，我的字应该就是在那时耳濡目染、慢慢练成的。虽家中众人对我期望甚殷，但老朽最喜读一些无用的杂书，所以考了多年都未能通过会试。天佑贤弟称在下为大儒，实在是羞煞老夫了。”

黎庇留又说：“黄先生好音律，善拉二胡，洞箫也吹得很好，他自幼就开始练习，现在已经练得出神入化了。我虽不懂音律，但每次听先生弹奏，都会如痴如醉。”

黄先生笑道：“见笑了，雕虫小技，聊以自娱而已。”

黎庇留道：“先生不单是大儒，对仲师之学亦有独到见解，在下屡次受先生点拨，获益匪浅。”

黄先生笑道：“天佑贤弟，见笑了。”

这时，一个叫谭瑞年的医生来找黄先生。见面寒暄一番后，谭瑞年问黎庇留：“黎先生，在下久仰先生医名，谭寨吴阿西的女儿病了，请在下去看。女孩十二岁，口渴，吐蛔，腹痛，您觉得这是何证，应用何方？”

黎庇留答道：“此厥阴之乌梅丸证，谭先生请看《伤寒论》第338条：‘蛔厥者，其人当吐蛔。今病者静，而复时烦者，此为脏寒。蛔上入其膈，故烦，须臾复止，得食而呕，又烦者，蛔闻食臭出，其人常自吐蛔。蛔厥者，乌梅丸主之。又主久利。”

谭瑞年笑道："我便是用乌梅丸方，加倍羌附椒桂治疗。"黎庇留道："先生深知长沙家法，方与证相应定能有效。"

见谭瑞年来了，黎庇留又和黄先生寒暄了一阵，便离开了番禺学宫。

第二天，天刚亮，吴阿西亲自来请黎庇留。黎庇留问他："您是来叫我去给您女儿看病吗？"吴阿西着急地说："对啊，烦劳先生赶快去一趟吧。"黎庇留感到很奇怪，谭瑞年应该是一个熟读仲景书的医生。他昨天不是说得头头是道吗？黎庇留问道："您不是请谭瑞年看病吗，怎么又来请我？"吴阿西愤愤不平地嚷道："就算病没有好转，只要不加重，我也不会这么短时间就换医生啊。"

黎庇留看他这么着急，便跟着他回家一探究竟。

进门一看，女孩满面焦燥气，舌亦枯黑异常，大渴引饮。黎庇留感叹道："谭瑞年怎么会只知道吐蛔、腹痛，而忽略了口渴、舌枯、满脸焦燥，这些热邪炽盛、津液大伤之象呢？用乌梅丸就算了，还要加倍羌附椒桂，更伤津液，致使病人烦躁不安。他没有认真辨证，把仲师的书读得再熟，又有什么用呢？邪热伤津之证，当予白虎汤。"

黎庇留开了一剂白虎汤，把处方递与吴阿西，接着对孟飞说："白虎汤虽以身热、汗出为主症，但身热而非大热，可见不一定是为热病极期而设的。方中只有石膏一味清热，配以知母等养阴之品，故实为清热保津之剂。"

女孩服药后如饮甘露醴泉，其病若失，此是后话。

黄先生新得了些安溪上好的乌龙茶，今天一大早便差人来请黎庇留去品茶，所以看完病，黎庇留就带着孟飞去了番禺学宫。

寒暄一番后，黄先生说："老朽平生不沾烟酒，最喜欢喝茶，尤其是乌龙茶。这种茶的品质介于绿茶和红茶之间，既有红茶浓鲜味，又有绿茶清香。乌龙茶叶体中间呈绿色，边缘呈红色，所以有'绿叶红镶边'的美誉。品尝后齿颊留香，回味甘鲜。所以今日得此极品的乌龙茶，便急忙请天佑贤弟过来一起品尝。"

黎庇留笑道："先生好雅兴，素知先生是品茶的高手，我们这些凡夫俗子今日可以与先生一道品茶，聆听先生的教诲，真是三生有幸啊。"

他们正说着的时候，孟飞留意到桌上放着的泡茶的器具，茶盘、茶杯、茶垫、茶罐、水瓶、龙缸、水钵、红泥火炉、砂姚、茶担、羽扇等"十二宝"，样样精美。

请他们坐下，黄先生就开始泡茶了，先用沸水洗完茶壶、盖碗和茶杯后，把茶置入壶内，轻拍茶壶，使茶叶放置均匀。洗茶后，再注水，还用热水温壶。最后以"关公巡城"、"韩信点兵"的方式把茶倒进杯中。

黎庇留接过黄先生递给他的茶，杯沿接唇，茶面迎鼻，闻茶之香，一啜而尽。他感叹道："看先生泡茶，但觉心中分外的平静，一壶清水好像洗清了心中所有的污垢一般。"

黄先生笑道："知我者莫过于天佑贤弟了，我喜欢泡茶，就是喜欢这种感觉。你知道吗？茶有十德：以茶散郁气；以茶驱睡气；以茶养生气；以茶除病气；以茶利礼仁；以茶表敬意；以茶尝滋味；以茶养身体；以茶可行道；以茶可养志。"

一边喝茶，黎庇留一边把治疗吴阿西女儿的事告诉了黄先生。

黎庇留道："石膏并非退大热之药，其实是清热保津、专为烦躁而设之品。《神农本草经》谓石膏微寒，又载石膏：'主中风寒热，心下逆气，惊，喘，口干舌燥……'并没有指出石膏可以退大热。再看《神农本草经》对其他药功用的阐述，如黄芩直接谓：'主诸热'；葛根：'主消渴，身大热'；黄柏：'主五脏肠胃中结热'，可见石膏并非退大热之药。世人为何皆谓石膏苦寒而畏之？"

黄先生接着他的话说："此药确非退大热之剂。仲师用石膏一斤以上的方剂，如：木防己汤，此方出自《金匮要略》痰饮篇：'膈间支饮，其人喘满，心下痞坚，面色黧黑，其脉沉紧，得之数十日，医吐之、下之不愈，木防己汤主之。'方用木防己、桂枝、人参、石膏四味。其中石膏十二枚，如鸡子大，是仲景方中用石膏最重者，而本方绝非为大热而设的。用石膏半斤的各方，如：麻杏石甘汤、越婢汤，但均为'无大热'。如第63条：'发汗后，不可更行桂枝汤，汗出而喘无大热者，可与麻黄杏仁甘草石膏汤主之。'《金匮要略》水气病：'风水恶风，一身悉肿，脉浮不渴，续自汗出，无大热，越婢汤主之。'用石膏半斤以下的各方，如：大青龙汤、小青龙加石膏汤、续命汤、风引汤等。大、小青龙加石膏都不是针对大热的，皆因烦躁而用之。续命汤更无热证，是为了使患者更能耐受温热的药物而已。"

黎庇留连连点头："黄先生之论果然是一针见血，在下不虚此行啊。"

黄先生给黎庇留和孟飞斟上茶，继续说："《吴鞠通医案》中便有一案，一年轻男子，大饮酒食肉后，手足拘挛，误服桂、附、人参、熟地等补阳药后，手足拘挛更甚，身重不能转侧，手不能上至鬓，足蜷曲，丝毫不能移动，面赤，小便不利，脉滑数，吴氏用加减木防己汤治疗，每剂重用石膏八两，从三月二十三日，至八月二十二日停药，前后五个月，用石膏百斤，而愈。可见吴氏亦并不认为石膏是苦寒的虎狼之药。"

孟飞想起了萧遥说的，传说叶天士畏白虎汤苦寒、不敢为其母处方的故事。心中暗想："世人都以为石膏苦寒，不敢使用，还要把石膏煅了才敢用，实在是太荒谬了。煅石膏不过如死灰一般，全无药效。张锡纯《医学衷中参西录》中指出，石膏当生用，如果煅之，便将宣散之性变为收敛。他曾言：'盖石膏生用以治外感实热，断无伤人之理，但放胆用之，亦断无退热之理，惟热实脉虚者，其人必实热兼有虚热，仿白虎加人参汤之义，以人参佐石膏，而石膏得人参，能使寒温后之真阴顿复，而余热自清。'他治疗发热，常以西药阿司匹林退热，皆用石膏清热保津。可见张医生和两位先生的见解是一致的。"

黎庇留笑道："世人未读长沙书，所以会畏首畏尾。我再讲一个病例吧。吉源坊谭礼泉之女，患发热，医生以羌活、独活、陈皮、半夏为主药，再加少许犀角治疗。谁知治了几天，不但没退烧，还越来越重，发热、大渴、四肢逆冷。那些医生还以为手足逆冷是一派阳虚阴寒之象，素来听说我用药峻猛，善以温药起死回生，所以提议家属大清早请我去看。发热，本来应该用小柴胡汤治疗的。谁知那些医生用了一大堆温燥的药，虽用了些犀角，在大队温燥药中，又怎能起作用？故病人服温燥药后，热势更炽，最后成了热厥。'厥深者，热亦深，厥微者，热亦微'。"

黄先生道："'阴阳气不相顺接，便为厥。厥者，手足逆冷是也'，手足冷有四逆汤证、白虎汤证，也有四逆散证、当归四逆汤证，又有麻黄升麻汤证、乌梅丸证等诸多方证，甚至大承气汤、瓜蒂散都可用。岂能一见四肢冷便认为是四逆汤证？仲景厥阴篇从第330条到357条都是论厥证的。天佑贤弟此案，莫非是'脉滑而厥者，里有热也'之白虎汤证？"

黎庇留点点头："先生所言极是，我开了大剂白虎汤，服药即愈。如果那些医生看病时分清楚寒热虚实，就不会有那么多失治误治了。"

喝完茶，黎庇留准备告辞了，可黄先生突然念起诗来："清尊须醉曲栏前，飞阁临秋一浩然。五岭北来峰在地，九州南尽水浮天。"

黎庇留好像是在跟他对诗，也念道："将开菊蕊黄如酒，欲倒松风响似泉。白首重阳唯有笑，未堪怀古问山川。"念完便与黄先生道别离开，孟飞十分奇怪，不过也不好多问，便跟着黎庇留离开了番禺学宫。

从番禺学宫回来，孟飞回味黄先生一番话，真如醍醐灌顶，有山外有山、大隐于市之慨。

这位黄先生，确实是一个奇人，黄先生和他们之间还会发生什么故事？欲知后事如何，且看下回分解。

第二十回：善辨当下不当下

上回讲到孟飞在番禺学宫遇见一位对仲景之学有独到见解的隐士。孟飞开始明白擅用经方者其实从来都不乏其人，除了四大金刚、许叔微、曹颖甫等人之外，居然这位博学多才的黄先生也如此善论经方。

这天，右滩黄菊舫来求诊，病的是他的二儿子。发烧十多天了，口渴，咳嗽，大便干结，经常是三四天才拉一点点大便。请其他医生治疗了很久，都不能见效，所以请黎庇留给他看病。

黎庇留触摸患儿的腹部，胀满，但压痛不是很明显。他问患儿："你怕冷吗？"患儿点点头。他又问孟飞："'恶寒发热''心下急'。你觉得此证似曾相识吗？"

孟飞想了想回答："先生说的是大柴胡汤证，和当日李佩珊的小妾恶寒发热、腹痛、便结的症状是一样的。"

黎庇留点点头，开了一剂大柴胡汤。

几剂后，患儿的烧就退了，大便通畅，已经可以吃些稀粥和青菜了，再几日胃口已经基本如常，家属都很高兴。

谁知过了两天，家属以为孩子已经没事，任由他狼吞虎咽了一顿，那天半夜就突然开始腹痛了，而且烦躁不安，循衣摸床，床上的钱币都被他塞进口中咬碎了。

发病第二天，黄菊舫就急忙来请黎庇留去看病。黎庇留到的时候，患儿神志恍惚，双目紧闭，睁开他的眼皮看，只见白眼，黑睛全无，躁扰不安，家人把床上的钱币都收起来了，他没钱可咬，只好咬手臂。

黄菊舫的妻子问黎庇留："我的孩子本来已经好了，为何突然又会变成如此模样？"

黎庇留答道："这是阳明悍气致病，彪悍滑疾之气，上走空窍，目系牵引，所以黑睛上窜也。"

黄菊舫的妻子又问："可以治吗？"

黎庇留回答："病虽急，若药能对证尚有一线生机。"他又回头问孟飞："你看这是何证？"

孟飞答道："这是先生前些天给学生讲狂躁时说过的《伤寒论》第212条：'日晡所发潮热，不恶寒，独语如见鬼状。若剧者，发则不识人。循衣摸床，惕而不安，微喘直视'，还有第252条：'目中不了了，睛不和，大承气汤主之'。"

黎庇留点点头："孟飞啊，你现在终于明白应该怎么学好伤寒方了吧？临证时要根据所见的证寻找相应条文，学习时要根据条文回忆临床所见的证，这样就可以牢牢记住了。"

黎庇留说完，开了一剂大承气汤，嘱家属急煎。他对孟飞说："大承气汤是救急的药，仲师也是以水三升，急煎急服，及早泻下，乃有生机。"

三点服第一剂；四点未见泻下，又服一剂；五点依然未见泻下，又服一剂，加大黄四钱；六点时已不再躁动，以原方加量再服。

四服药后，患儿七点左右开始感觉腹中雷鸣，并有矢气，已有准备要泻下的感觉了。

黎庇留对孟飞说："此时应穷追猛打，须臾不可缓。"于是，嘱家属将四剂药渣，一并煎热，半敷脐部，半熏谷道。如是不及一炷香的时间，即下黑粪如泥浆者一大盆。

黎庇留感叹道："服大承气汤，本来应该泻下如水的，现在服了四服药，才泻下如泥浆，可见此证悍热凶险。我以前曾治一个八九岁的女孩，发热，面赤，角弓反张，谵语，如见鬼物，以渔网蒙面，白刃拍桌。此乃痉也，'痉为病，胸满口噤，卧不着席，脚挛急'，本已当用大承气汤，再加上又有狂躁症状，更当急下之。不过，这个病人和我们现在见这个相比，热势尚不算重，投以大承气汤，一服，即下两三次，就好了。现在的医生，总喜欢用些平和的药，而不喜用攻伐之剂。你看，我们今天看的这个病，像张隐庵所说是：'急宜峻下之悍气'，若不是数小时内，连服四服的大承气汤，而只是一味地瞻前顾后的话，怎能保其生机？"

孟飞亦感叹道："大承气汤证是急证，故如先生所说，仲师是用少水急煎的。《伤寒论》中除了有'发热汗多'、'腹满痛'、'大便难'、'目中不了了，睛不和'的阳明三急下外，还有'口燥咽干、自利清水，色纯青，心下必痛，口干燥'、'腹胀不大便'的少阴三急下，'口燥咽干'便是一派阴液枯竭、当需急下存阴之证。时下的医生，不认真读书，体会仲景真意，见到一般的应下之证，怕下后伤津，故不敢下，见到当需急下存阴之证，亦不敢下。他们还要以'承气入胃阴盛则亡'为借口，实在可笑。"

黎庇留接着说："小、大、调胃承气汤是仲师为泻下实热而设的方，我们试比较一下这三个方，从症状上看'谵语''发热'（'蒸蒸发热''潮热''日晡所发潮热'）、腹痛是三方共有的症状。大承气汤证最重，除了会出现前面说的狂躁、津液枯竭、热结旁流等急下之证外，因'六七日不大便''胃中有燥屎'，还可能会有'心中懊恼而烦''喘冒不能卧'的热邪上熏的表现。我们更应关注的是腹部症状，大承气汤证是痞、满、燥、实、坚并见，'腹满痛'、'腹满不减，减不足言'、'心下必痛'。故此方枳朴硝黄四药同用，药力最为峻猛。"

孟飞问道："依先生所说，三承气汤是泻下实热的，那么腹部症状是辨别当下与不当下的最关键点吗？"

黎庇留道："腹部症状当然是相当关键的，'按之心下满痛者，此为实也，当下之'；腹部如果只是胀满，但不觉疼痛，按之不硬，那是痞证，可按第149条，与半夏泻心汤，也可与第66条：'发汗后，腹胀满'的厚朴生姜半夏甘草人参汤。"

孟飞又问道："《伤寒论》第204条'伤寒呕多，虽有阳明证，不可攻之'为何又有'食已则吐，大黄甘草汤主之'呢？"

黎庇留答道："下法并非都是攻下，三承气汤中，调胃承气汤和小承气汤都并非攻下之剂，试看《伤寒论》第208条：'可与小承气汤微和胃气，勿令至大泄下'，第209、250、251条亦皆谓与小承气汤'和之'、'微和之'，可见去了软坚泄热的芒硝之后的小承气汤，并非攻下之剂。调胃承气是大承气汤去枳朴再加缓急的甘草而成方，泄热力强，而导滞之力偏弱，主治大便秘结引起的'心烦'、'谵语'、'蒸蒸发热'的热势弥漫之症。大黄、甘草是三方共有之药。大黄甘草汤是所有大黄类方的基础方，'食已则吐'的原因是肠腑壅滞不通，此方虽为荡涤胃肠积滞而设，亦非攻下之药。不可拘于第204条，当下仍应下。"

黎庇留停了一下又说："实热的腹痛拒按，除了热结于里外，水热互结和瘀热互结也是很常见的。我曾治一妇，胎已先死，分娩后，血与水点滴未流，腹大如鼓，医生以生化汤治疗，腹部日大一日，其大如瓮，疼痛异常。这是水热瘀三者相结，腐败成脓，病势剧烈，非大猛烈之剂，不能取效。孟飞你觉得应用何方？"

孟飞想了想答道："瘀热互结，轻者与桃核承气汤，重者可以抵当丸或抵当汤；水热互结，则是结胸，可与大、小陷胸汤。"

黎庇留点点头，说："你说得很对，我先与桃核承气汤合大陷胸汤。服药后，下脓血半大桶，其臭不可闻迩，腹肿消其九成，只是右脐部痛不可耐。于是改予抵当汤，借水蛭、虻虫之力攻逐瘀热。前后三剂，水蛭用至二十余条，肿势日渐消尽，身体如常。再三年后，此妇又连产二子。"

黄菊舫的儿子服药得泻下后，手足安宁，当晚可以安睡了。第二天早晨，手足活动如常，但他的眼睛依然只能见到白睛，黄菊舫的妻子十分担心。黎庇留安慰道："大势已定，毋庸再下。但热极伤络，燥极伤阴。筋失阴液之养，故目系紧急也。热结于里，耗伤阴津，津液枯竭，泻下热结后，当顾及阴津，养阴为上。"语毕处以竹叶石膏汤去半夏加竹茹，此后又先后予黄连阿胶汤、芍药甘草汤加竹茹、丝瓜络之类清余热、养阴津，继续服药十天后，黑睛已全现。其母大喜，黎庇留和孟飞亦如释重负,这是后话。

大柴胡汤、大承气汤、桃核承气汤、抵当汤、大小陷胸汤这几个方孟飞都听易巨荪系统讲解过,现在亲临其境地见到相应症状的病人,又听了黎庇留的再次讲解,孟飞终于基本上掌握了这几个方。

这天傍晚,黎庇留拿了一包新得的上好的英德红茶和一张拜帖给孟飞,让他送去给黄先生。

孟飞来到黄先生门口,却见萧遥从里面出来。孟飞上前和他打招呼,萧遥和孟飞在番禺学宫随便聊了两句便离开了。孟飞觉得奇怪,为什么萧遥会认识黄先生呢?不过天色已晚,他也来不及细想,赶紧敲门把东西给黄先生送到。

黄先生接过拜帖,笑道:"天佑贤弟果然深得我心,那天你们临走时,我念的是陈恭尹的《镇海楼》,他知道我想去观音山观景,故叫你来送拜帖,约我后日前去。天气这么好,你和我们一同前去吧?"

孟飞恍然大悟,谢过黄先生,离开番禺学宫。后天去爬观音山,他们之间还会发生什么故事呢?欲知后事如何,且看下回分解。

第二十一回：品茶煮鸭话柴胡

上回讲到黎庇留邀黄先生一起登越秀山，孟飞听到这个消息十分高兴，不过他还不知道，让人高兴的事还不止这一件。

第二天清早，病人还没有上门，萧遥就急匆匆地跑来了，他说："孟飞兄，好消息，好消息，你们家先生呢？"

孟飞见他这么急，便问道："萧遥，大清早你如此莽撞干什么呢？小心易先生又说你。"

萧遥说："你有所不知，我是高兴啊，陈先生邀大家今天下午去吃陈皮鸭！"

孟飞听了喜出望外，赶紧把这个消息告诉了黎庇留。

这天下午，黎庇留带着孟飞来到集易草庐的时候，陈伯坛已经到了，他看见黎庇留便连忙上前行礼。

黎庇留笑着问道："伯坛贤弟，何来此雅兴，想起来要请我们吃陈皮鸭呢？"

陈伯坛深深一揖，笑着说："黎先生见笑了，昨日，老家差人给我送来些上好的陈皮和柑普洱，我又无意间听人读到苏轼的'竹外桃花三两枝，春江水暖鸭先知'的诗句，搞得我食心大动，一心想吃陈皮鸭。而且我还有很多行医中遇到的问题要和几位先生探讨。"

黎庇留听了哈哈大笑说："那我们今天托你老弟的福了。新会所产的大红柑的干果皮是'十大广药'之一，制作菜肴若加入陈皮，不但可以辟去鱼肉的膻腥气味，而且还可以使菜肴特别可口。"

陈伯坛接着他的话说："对啊，陈皮是越陈越好，炆鸭，要用 5 年以上的新会陈皮。新会人存陈皮也有自己习惯：麻绳串灶尾熏，麻袋装阁楼放，陈皮还要年年晒。"

此时门外传来谭星缘的声音："'陈皮、老姜、禾秆草'，'新会陈皮比肉贵'，新会陈皮是'广东三宝'之首，没想到连存放都这么有学问。"

众人见谭星缘来了，连忙行礼。

陈伯坛继续说到："啖啖鸭肉中都有着陈皮的清香，不油不腻，恰到好处，想起陈皮鸭，我简直是口水直流。"

他们正说的时候，易巨荪端着泡好的柑普洱茶从后面走出来。他给众人斟好茶，便对陈伯坛说："伯坛贤弟好茶啊，有道是：'九日山僧院，东篱菊也黄。俗人多泛酒，谁解助茶香'。淡淡的陈年柑子皮味和普洱茶混合的香味直透鼻孔，真是两颊生香。"

陈伯坛笑道："道光年间有位叫罗天池的新会进士，后来辞官回乡，带回许多普洱茶。回乡的当年秋天，罗天池不慎得了感冒，妻子忙用陈皮煮水给他服用，他以为这是妻子煮给他泡茶的水，便把陈皮汤倒入茶壶里。喝过以后才发现这样泡茶别有一番滋味，喝过几杯，还会觉得咽喉舒畅，咳痰也减少了。后来，他取了一个青黄的柑，用刀子将柑底部割一小块，把果肉去掉，用普洱茶将空柑皮填充结实，再盖上刚割下来的柑皮，把果子恢复成原状，拿出去风干。风干后的柑皮呈金黄颜色，既干又脆，散发出淡淡的柑子清香。为了防潮和不压破柑皮，他想起了在云南当地人喜欢用绳索把鸡蛋绑起串起来卖的风俗，就找来稻草，把柑茶一个个绑成串挂在书房，还送一些给乡人，手把手教乡人制作，从此这种茶便在新会一带传开了。"

此时，萧遥和孟飞已经把陈皮洗净，切成丝，泡软，并把宰杀、洗净的鸭子端上来了。陈伯坛又指挥萧遥和孟飞把鸭放进开水锅中氽去血水，取出后用凉水洗去血沫。又将洗净的鸭子放入滚油锅内，慢火煎透至鸭皮金黄。

易巨荪一边闻着锅里散发出来的香气，一边说："陈皮鸭，不但美味，而且开胃健脾利湿，大家等一下一定要好好尝尝，现在先喝茶。"

萧遥在一边已经按捺不住了，他嚷道："几位先生，这么多天不见，今天应该有很多经方的问题要探讨吧？"

易巨荪见他多嘴，瞪了他一眼："叫你品茶，你品出什么东西来没有？你看人家孟飞多沉稳。"

萧遥喃喃地说的："弟子知错，'心素如简，人素如茶'。茶的苦涩甘甜，正如人生的起伏、荣辱，人世的苦乐、炎凉。我们要学陶渊明，隐居田园，宠辱不惊，专心读仲景书，给人看病。"

易巨荪哼了一声，没有理他。

黎庇留笑道："听易兄高徒之言，可见你已经深得易兄真传了。我们讲一下小柴胡汤，如何？"

萧遥嚷道："好，好，好。我听说陈先生也善用小柴胡汤。"

易巨荪这次真的火了："孽障，诸位前辈面前，哪容你多嘴。"

萧遥见易巨荪生气了，只好躲到一边。可他躲到一边还不安生，拉着孟飞说："去年，我在《羊城晚报》上看见过陈伯坛留下来的一张药方，字体流丽，就是大剂的小柴胡汤。他用小柴胡汤，主药柴胡重用八钱（成人量），这就大大超出一般的医生用量，故此药店曾经不敢配药，后来陈伯坛就在处方的左上角写一特殊符号代替签名，药店见符号，知道是'陈大剂'的处方，就不再怀疑，大胆配药了。"

黎庇留喝了一口茶，感受着萧遥讲的那种恬淡的心境，笑道："现在很多医生，辨证不准，麻黄证而误用桂枝汤，桂枝证而误用麻黄汤这是常有的；更甚者，连最多见的柴胡汤证都分不清，而误用麻黄，最后失治误治，那着实是可悲可叹啊。"

黎庇留叹了口气，继续说："我曾治疗里海豪林里一个六十多岁的老翁，他患的明显就是少阳病，寒热往来，口苦咽干，可是那些医生却乱投些羌独麻桂之类的药，老翁服药后丝毫未见好转，而且由轻而重，由重而危，所以请我去看。我看他依然是少阳证，所以继续予以小柴胡汤，数剂就好了。所以今天我才有感而发，想必诸位对小柴胡汤也是很有研究的，我们今天讲小柴胡汤吧。"

易巨荪喝了口茶道："'杯中乾坤大，壶中日月长'，柑普洱真是一种好茶啊。我记得黎贤弟曾谈及这样一个医案，吉源坊谭礼泉之女，患发热，本应是小柴胡汤证，时医却以羌活、独活、陈皮、半夏为主药，再加少许犀角治疗。治了好几天，不但没退烧，还越来越重，最后发展成发热、大渴、四肢逆冷的热厥白虎汤证。我也曾治一小孩，初得外感，微有寒热，起居如常人。我开了一剂小柴胡汤，并嘱咐说：'这是轻证，糜粥以养可愈。'可谁知其父母又请了其他医生看，有的说是虫积，要用使君子、雷丸之类驱虫药；有的说是食积，开些山楂、麦芽之类的开胃药；有的说是肝郁，用元胡、郁金之类疏肝药。小儿阳气未充，怎耐攻伐？病情日重一日，已经卧病不起，喉中痰鸣漉漉。有请来的医生说是喉疾，家属深信不疑，直至小孩不治身亡也不知悔悟，可恨可笑。足见现在的医生，还是有很多人不认得柴胡证的。孟飞，你跟着黎先生也有些日子了，见过柴胡证吗？"

孟飞站起来，恭敬地回答："谢谢两位先生的教诲，弟子听黎先生和易先生说过一些柴胡证。印象最深的是黎先生治疗的吴涌谭某的新嫁娘，发热恶寒，胸闷，口干苦，但脉细欲绝。先生认为脉象是患者素来就有的，认证不必拘脉，仍予小柴胡汤治疗，而告愈。"

陈伯坛指挥萧遥和孟飞把鸭子隔水蒸至半熟，拆去鸭骨，将牛奶、料酒、酱油、冰糖、胡椒粉，涂匀于鸭身内外，放在碟上，摆好鸭型，把陈皮丝放在鸭上。

陈伯坛笑道："黎先生有是证用是方、认证不必拘脉的观点，实在是很难得啊。孟飞，你知道柴胡证的辨证要点是什么？"

孟飞答道："我听易先生说过，仲师论及小柴胡汤的条文有20条，是最多的，辨证要点必须围绕第96条里面的'往来寒热，胸胁苦满，默默不欲饮食，心烦喜呕'，其他条文的症状都是围绕这些症状展开的。"

黎庇留继续说："我们刚才讲的这三个小柴胡汤的医案，谭某新嫁娘的医案，其发热的症状是最典型的，恶寒发热，还有胸闷、口苦，这个如孟飞所说，是最典型的小柴胡汤的发热。但是小柴胡汤的发热，并不都是'往来寒热'，第97条所说的'往来寒热，休作有时'，只是讲明小柴胡汤的发热，往往是定时发作的而已。除此之外，小柴胡汤的发热还可能是'身热恶风'、'恶风寒，手足温'、'发潮热'。"

谭星缘笑道："黎先生好案，现在的医生不会用小柴胡汤，是因为他们必要见到半表半里的少阳之证，才用小柴胡汤，当然会造成上面那两例失治误治啦。"

陈伯坛喝了口茶，接着谭星缘的话说："谭先生说得对，时下很多医生论及小柴胡汤，往往认为此方只是'少阳'之方，必须用于半表半里之证，我认为并非如此，小柴胡汤并不是只有少阳病才可用。其实无论在太阳病篇、阳明病篇、少阳病篇、厥阴病篇、瘥后篇都有论及小柴胡汤的条文。"

萧遥听陈伯坛这样一说，猛然想起《读过伤寒论》96条下陈伯坛的解释，便悄悄对孟飞说："陈先生这个观点真是唤醒世人啊，我记得他在《读过伤寒论》中说过'仲景'上焦得通，津液得下，胃气因和'三句，可为柴胡方下铁板注脚'。此方7味，首以胃气为本。又说：'以误认柴胡证属少阳者多，能知柴胡证属阳明者少也'。"

易巨荪也说："两位贤弟所言极是。首先，仲师论及小柴胡汤的条文从未提及'和法'，反而在小承气汤的条文中反复提及'和之''微和之'。桂枝汤也可称'和法'，第387条：'吐利止而身疼痛不休者，当消息和解其外，宜桂枝汤小和之。'其次，半表半里更只是成无己一厢情愿的想法，仲师在148条提到的只是'此为半在里半在外也'。"

黎庇留说："易先生高见，上面两例，里海豪林里的老翁，误治后，仍是小柴胡汤证，我便按照第101条：'伤寒中风，有柴胡证，但见一证便是，不必悉具。凡柴胡汤病证而下之，若柴胡汤证不罢者，复与柴胡汤，必蒸蒸而振，却复发热汗出而解。'我仍用柴胡汤，故如仲师所言，药到病除。谭礼泉之女则已经变成白虎汤证，柴胡汤便不能再用了。"

易巨荪喝了口茶道："听天佑贤弟这么一说，我想起了小柴胡汤下后的变证。"

萧遥接着他的话说："先生讲的是第149条，柴胡汤下后，可以有三种转归，第一种，柴胡证仍在，仍与柴胡汤；第二种，心下满而硬痛者，此为结胸也，大陷胸汤主之；第三种，但满而不痛者，此为痞，宜半夏泻心汤。"

谁知，易巨荪瞪了他一眼，气鼓鼓地骂道："多嘴。"把他吓得连忙又躲到一边去了。

易巨荪面无表情地说："《伤寒论》有五泻心汤，治疗但满而不痛，半夏泻心汤是小柴胡汤去柴胡、生姜，加干姜、黄连而组方，是著名的寒热互用的方。此方加生姜便是生姜泻心汤，重用甘草便成了甘草泻心汤。这三方都治痞，也就是脘腹胀满不适，甚至泄泻。生姜泻心汤因'胁下有水气，腹中雷鸣'，故加生姜散水气。甘草泻心汤还见于《金匮要略》的狐惑病篇，主治'蚀于喉为惑，蚀于阴为狐'的狐惑病，如果是嘴、舌破损疼痛的情况，就可以用这个方。大黄黄连泻心汤泄热，想必大家都用过。此外，'心下痞，而复恶寒汗出'的附子泻心汤，则是加附子以温阳。《金匮要略》中还有一条泻心汤比大黄黄连泻心汤多一味黄芩，用于吐衄。"

陈伯坛说："泻心汤以芩、连为核心，《伤寒论》第154条大黄黄连泻心汤却无黄芩。林亿校云'此方当有黄芩一两。'是对的。因为第一，第154条：'心下痞，按之濡，其脉关上浮者，大黄黄黄连泻心汤主之。'而紧接着第155条附子泻心汤曰：'若心下痞，而恶寒汗出者，附子泻心汤主之。'在原证基础上恶寒加附子是常理，但此方还有黄芩，可见上方应有黄芩。第二，其他四泻心汤均有黄芩。第三，《金匮要略》治'吐血，衄血'的三黄泻心汤也有黄芩。"

萧遥道："其实甘草泻心汤是一条很好用的方子，不但可以治疗腹泻，还可以治疗很多种皮肤病。许叔微有一案，上下唇皆已蚀，声嘶而咽干，舌上白苔，齿无色，他认为是狐惑病，用的就是雄黄丸、泻心汤。"

黎庇留说："结胸多为水热互结，仲师有大陷胸汤、大陷胸丸，两方皆以甘遂为主药。如果是'正在心下，按之则痛'，可以用小陷胸汤，此方为连、夏、蒌，药力较缓，我多用于痰热内结的时候。此外仲师还有三物白散的寒实结胸证。"

萧遥又道："许叔微也有一个结胸证案，心下坚硬，项强，短气，脉不浮，不烦躁，便是用陷胸汤治愈的。"

易巨荪冷冷地说："又多嘴！"

孟飞在一旁认真地听着，他说："两位先生真是深谙仲师之道，弟子听说少阳病是禁汗、吐、下的，第264条：'少阳中风，两耳无所闻，目赤，胸中满而烦者，不可吐下，吐下则悸而惊。'第265条'少阳不可发汗，发汗则谵语'，真的是这样吗？"

谭星缘答道："孟飞这个问题问得好。如果像一些医家认为的那样，小柴胡汤证是少阳半表半里之证，那么汗、吐、下自然非所宜，但是我们必须活看。很多医家以为，小柴胡汤很可能是发汗药，第96条的或然证的加减法里，有加桂枝三两，温服微汗愈。刚才讲的第101条，又有'必蒸蒸而振，却复发热汗出而解。'这是对药后战汗而愈的描述，这种战汗是'复与柴胡汤'之后发生的。第230条又有：'可与小柴胡汤，上焦得通，津液得下，胃气因和，身濈然汗出而解也。'可见服柴胡汤后退热还是要通过汗出的。虽说这两条是太阳和阳明病篇的条文，我认为少阳病用小柴胡汤也是一样的。"

易巨荪拍拍孟飞的肩膀，说："孟飞啊，多日不见，你大有进步。这个问题问得好。对于发汗，仲师再三告诫我们的是不要误汗，也不要轻易用当时流行的温针、烧针等办法发汗。第7条就有：'若被火者，微发黄色，剧则如惊痫，时瘛疭；若火熏之，一逆尚引日，再逆促命期。'其实第117条的桂枝加桂汤证和第118条的桂枝甘草龙骨牡蛎汤证，都是用烧针这种野蛮的办法发汗，受惊而引发的变证，这是仲师屡屡反对的。下法亦然，仲师反对的是用丸药这类峻泻药。如第104条：

'知医以丸药下之，非其治也'。吐法的应用范围更少，少阳病又何须用吐法？"

黎庇留鼓掌道："先生高见，听君一席话，在下简直是茅塞顿开。"

萧遥见大家说得高兴，也跟着说："小柴胡汤还可以用于腹痛，如第100条；用于热入血室，如第143~145条；用于'呕而发热'，如第379条；用于瘥后发热，如第394条，还有《金匮要略》妇人产后病篇的产后郁冒。"说完，用眼角的余光看了易巨荪一眼，怯生生地躲到一边，生怕被骂。

黎庇留接着萧遥的话说："我曾和潘少干一起治疗谭寨某产妇，该妇产后大便六七日不解，胸满，呕吐，口苦，渴，予以小柴胡加减。柴胡用八钱，黄芩仅钱半，并用瓜蒌根以止渴。一服即热退，渴止，呕平。第二日，但见通身疼痛，此乃血虚不足养筋也，改用新加汤而愈。"

易巨荪道："天佑贤弟好案，观其脉证，知犯何逆，随证治之。关于小柴胡汤，除了痞和结胸的变证外，还有很多加减方。如柴胡加芒硝汤、大柴胡汤、柴胡桂枝汤、柴胡桂枝干姜汤、柴胡加龙骨牡蛎汤等。第104条，本是柴胡证，以丸药误下，'潮热者，实也。先宜服小柴胡汤以解外；后以柴胡加芒硝汤主之'，此证与'恶寒发热'、'呕'、'心下急'的大柴胡汤相类似，但因此方是在小柴胡汤的基础上加上芒硝，大柴胡汤用的是大黄、芍药、枳实，可见柴胡加芒硝汤软坚泄热之力强而通腑导滞之力较弱。"

陈伯坛道："易先生说得好，柴胡桂枝汤是小柴胡汤和桂枝汤的合方，故兼有两方的症状，试看第146条，'发热，微恶寒，支节烦疼'便是桂枝汤证；'微呕，心下支结'便是柴胡汤证。"

易巨荪说："我曾治一男子，本来往来寒热，头痛腰痛，口苦，渴饮，他以为自己是房劳伤寒，吃了两服草药后，先前的症状未见好转，反而触发了平日的痰喘，咳嗽，气促，不能平卧，我开了一剂小青龙汤，咳喘止住了，只是午后微有寒热，改予二加龙骨汤，不但没好，发热反而更厉害了。改用柴胡桂枝汤，热象不明显，去黄芩，重用党参，加北芪，一剂就不再有恶寒发热了。只是仍有汗出，重新予二加龙骨汤，两剂就好了。"

谭星缘说："第147条：'伤寒五六日，已发汗而复下之，胸胁满，微结，小便不利，渴而不呕，但头汗出，往来寒热，心烦者，此为未解也，柴胡桂枝干姜汤主之。'此证更为复杂，本方是小柴胡汤去人参、法夏、大枣、生姜，加干姜、桂枝、牡蛎、瓜蒌根而组方。既有'往来寒热'的柴胡证，又有'胸胁满微结'，'结'是结硬之意，故本方用桂枝、牡蛎散结软坚，并见'口渴'，故以瓜蒌根止渴，因用干姜，故很可能有腹胀便溏之症。我认为当以胆热脾寒概括此证，比较恰当。"

易巨荪说："第107条'伤寒八九日，下之，胸满烦惊，小便不利，谵语，一身尽重，不可转侧者，柴胡加龙骨牡蛎汤主之'。此方是桂枝去芍药加蜀漆牡蛎龙骨救逆汤和小柴胡汤的合方，以'胸满烦惊'为辨证的着眼点。此方也是一个相当好用的方。"

萧遥瞥了易巨荪一眼，见他似乎聊得很有兴致的样子，便斗胆站起来发问："听完各位先生议论小柴胡汤，令我茅塞顿开，我还有个问题想请教几位先生。通常认为仲景书中小柴胡汤等7个和解剂在煎煮法上是'去滓再煎'。其义是和合寒温、协调升降、燮理阴阳、互济柔刚。例如陈修园在《伤寒真方歌括》中云：小柴胡汤乃'和解之剂，再煎则药性和合，能使经气相融，不复往来出入。'但我查阅仲景书除大小柴胡汤、柴胡桂枝干姜汤、三泻心汤及旋覆代赭汤7首是'去滓再煎'外，尚有《金匮要略》疟病脉证并治的柴胡去半夏加瓜蒌根汤以及《金匮要略》痰饮篇的甘遂半夏汤都是'去滓再煎'的。前者其实是小柴胡汤的变方，'去滓再煎'可以理解，但后者却是与和解剂搭不上边的，为什么要'去滓再煎'？反之与和解密切相关的柴胡桂枝汤、柴胡加芒硝汤、柴胡加龙骨牡蛎汤等却没有'去滓再煎'？弟子百思不得其解，故借此机会请教各位先生。"

黎庇留竖起大拇指说："萧遥啊，你果真是读书而善思之人，日后必成大器。"

易巨荪见黎庇留如此说，便不好发作，他狠狠地瞪了萧遥一眼，可嘴角却挂上了难得一见的笑容，他说："拙徒罔于思辨，还望各贤弟有以教之。"

谭星缘说："哈哈！萧遥果然问得好！读书如你能跳出前人窠臼者，真无几人也。其实这个问题拙见以为简单之至，无需大造文章。所谓去滓再煎是燮理阴阳等，未必是仲师之意。首先，'去滓再煎'的七首方，另加萧遥所指的两首共为九首。有四首是用柴胡的，而这四首方的柴胡用量均为半斤。相对仲师常用的几首方的主药剂量都要大，如桂枝汤桂枝用三两、麻黄汤麻黄用三两，而此四方柴胡皆用半斤。柴胡质轻，八两已是一大包，试想如此大包之柴胡合他药共七味置于药锅中，已占药锅空间大半。故仲师要用水一斗二升煮药。观仲师方七味者，用水一斗二升的不多，如当归四逆汤大枣二十五枚，只以水八升、竹叶石膏汤一斤石膏，也只以水一斗、葛根汤要先煮麻黄，也只以水七升、桂枝加龙骨牡蛎汤也是以水七升，还有很多方，不胜枚举，可唯独半斤柴胡之各方必以水一斗二升。盖以较多的水量，加热煎煮时，水方能充分接触药物。煮取至六升时药之性味基本释出，故此'去滓再煎'，把六升之药液浓缩成三升，方便服用。用意简单实际，不要人云亦云，胡乱揣测。"

萧遥又问道："那为何柴胡桂枝汤、柴胡加龙骨牡蛎汤、柴胡加芒硝汤又不用'去滓再煎'？"

谭星缘回答说："这同样是柴胡的用量问题，柴胡桂枝汤九味药，只以水六升，煮取三升。柴胡加龙骨牡蛎汤十一味药，只以水八升。而此两方柴胡用量仅上述四方的一半，是四两。故无需'去滓再煎'。再如第104条的柴胡加芒硝汤证：'伤寒十三日不解，胸胁满而呕，日晡所发潮热，已而微利，此本柴胡证，下之以不得利，今反利者，知以丸药下之，此非其治也，潮热者实也，先宜小柴胡汤以解外，后以柴胡加芒硝汤。'此方证虽有阳明证但不离少阳证，而方中各药用量殊轻，仅小柴胡汤用量之三分之一，正如伯坛贤弟曾说过：'此药剂之最轻者'，柴胡只用二两十六铢，故也只须'以水四升，煮（小剂小柴胡汤）取二升，去滓内芒硝二两'，无需再煎浓缩也。"

易巨荪鼓掌道："谭贤弟解释，从实际出发，果然跳出注家窠臼。"

孟飞问道："请谭先生继续解释三泻心汤等余下五首方，没有用柴胡，为何也是'去滓再煎'？"

谭星缘呷了一口柑普洱茶，慢慢地说："你们看余下五方的用药，有哪些共同特点？"

萧遥心想："谭先生兴致来了，竟要我们猜哑谜。但五方的共同特点是什么？颇费思量啊。"

孟飞道："这五首方是半夏泻心汤、甘草泻心汤、生姜泻心汤、旋覆代赭汤、甘遂半夏汤。都有用甘草？都有用大枣？都有用人参？啊！各方都用半夏，但是，用半夏与'去滓再煎'有什么关系？"

谭星缘说："没错，五方均有半夏，须知仲景用半夏俱是生用，不若现今所用之制半夏、法半夏，经炮制以通透为度，捏之便碎是为合格，谁知如此过度炮制，半夏之毒是没有了，但半夏之药性已全无，几成药渣。半夏之毒在于其对口腔、咽喉、食道等黏膜组织有强烈的刺激，可致黏膜水肿、充血、甚至溃烂。"

萧遥问道："半夏之毒可以致人于死吗？"

谭星缘答道："半夏中毒，一般不会直接致死。此物不同于附子、乌头、砒霜、雄黄等，直接损害人的心、肝、肾。半夏、南星、芋头是同一类植物，生的芋头其黏稠物也可令人皮肤肿痒，但煮熟后便不会，半夏也类似。仲景治咽喉疾患多用半夏，且在处理半夏时故意保留其刺激黏膜的作用。如苦酒汤、半夏散及汤。分别见于《伤寒论》的第312条、313条。'少阴病，咽中伤，生疮，不能语言，声不出者，苦酒汤主之。''少阴病，咽中痛，半夏散及汤主之。'咽中伤、生疮当是咽喉肿物。相对并列的第310条猪肤汤、311条甘草汤，桔梗汤的咽痛要严重得多。此时须赖半夏的刺激作用以破疮开结。因此仲景此两方的煎煮方法是比较特别的。

苦酒汤：半夏十四枚（洗，破如枣核大），鸡子一枚（去黄，内上苦酒，著鸡子壳中）。上二味，内半夏，著苦酒中，以鸡子壳置刀环中，安火上，令三沸，去滓，少少含咽之。不差，更作三剂。

半夏散及汤：半夏（洗）、桂枝、甘草（炙）各等分。上三味，各别捣筛已，合治之，白饮和服方寸匕，日三服。若不能散服者，以水，一升，煎七沸，内散两方寸匕，更煮三沸，下火，令小冷，少少咽之。

可以看到，此两方并不久煎，只'令三沸'。或者直接作散用，若不能服散，才'内散两方寸匕，更煮三沸'。目的是保留其'生'之性，以达到破疮开结之功。服法是'少少含咽之'、'少少咽之'，使药液直接接触患处。

而其他半夏之方则无需赖其破疮开结之功，故煎煮时间宜稍长。如三泻心汤、旋覆代赭汤。七味药'以水一斗，煮取六升，去滓再煮取三升。'再观仲景方七味而无半夏者，如桂枝加厚朴杏子汤、桂枝加龙骨牡蛎汤都是'以水七升，煮取三升'。

半夏剂中当以小半夏汤为基础，小半夏汤仅两味药，半夏一升，生姜半斤，但却是'以水七升，煮取一升半'，而同是两味药的小方如甘草干姜汤、芍药甘草汤、桂枝甘草汤等都是'以水三升，煮取一升五合'，大黄甘草汤、枳术汤等都类同。小半夏汤用水多一倍以上，煎煮时间显然相应较长。其他用半夏的三味以上方都可看出同样规律。

尤其注意的是甘遂半夏汤（甘遂、半夏、芍药、甘草），各药用量并不大，半夏只用十二枚，但要'以水一升（先煮半夏），煮取半升，去滓，再以水二升，和他药煮取半升，去滓，再以蜜半升和药汁，煎取八合'。那么煎煮时间也就不短了。

我认为仲师的意思是因半夏有毒，无需其刺激黏膜作用时，宜放水较多。久煎也好，去滓再煎也好，意义都是一样，使其毒减的缘故。这样，既保留了半夏的原有作用，也不至于过度炮制。"

谭星缘一番话如悬河，听得萧遥、孟飞如痴如醉，又如梦初醒。连在坐的易巨荪、黎庇留、陈伯坛三位也颔首微笑。

　　陈伯坛道："谭兄一席话，还仲景之真，真是胜读十年书。"

　　众人回过神来，才闻到厨中陈皮鸭的阵阵香味散出，萧遥快步跑进厨房，把早已"炖淋"了的陈皮鸭端出来。美食当前，众人不禁食心大动，大口大口地吃起来。

　　食间又谈到小柴胡汤的加减法，陈伯坛对孟飞说，仲景有七首注有或然证的方，如四逆散、理中汤、真武汤、通脉四逆汤、小青龙汤、枳实栀子豉汤及小柴胡汤等，其条下之或然证与方后的加减法相应。此外仲景原文的加减方也很重要，如桂枝去芍药汤、桂枝加芍药汤、桂枝加桂汤等，俱要好好寻味，可以领略仲景的用药规律。真正的经方家加减运用仲景方都是有理有据的，不要以"随意加减"作为处方杂乱无章的遁辞。并且出示一张小柴胡去半夏大枣加瓜蒌根牡蛎的处方给萧遥。处方药只七味，字体潇洒自如，疏密有致，俨然一幅醇美的书法。

　　四大金刚这次聚会，又让萧遥、孟飞获益匪浅。明天孟飞还要和黄先生一起登越秀山，在越秀山上还会发生什么故事呢？欲知后事如何，且看下回分解。

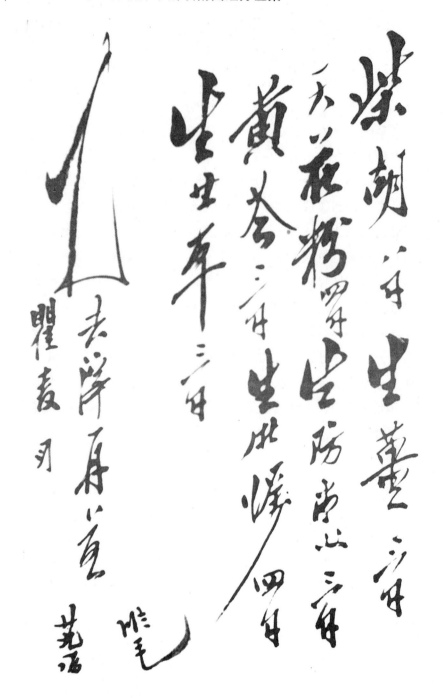

陈伯坛处方手迹：小柴胡去半夏大枣加花粉牡蛎汤

第二十二回：越王井旁谈仲学

上回讲到黎庇留邀黄先生一起去越秀山观景。这天清晨，他们便出发了。

观音山，即越秀山，在广州城区的北面，南越王赵佗以番禺为都，因此越秀山别称为越王山，到了明朝的永乐年间，都指挥使花英在山顶建造观音阁，所以越秀山俗称观音山。如果大家以为像越秀山这样的名山是一座高山，那就错了。越秀山的海拔仅七十余米，冈峦起伏，是白云山的延续，和城内的番山、禹山构成广州北边屏蔽，山上又有许多名胜古迹，故在广州城内非常出名。

三个人沿着小路徒步登上观音山，在山路上，他们见到了一段古城墙。当孟飞端详着这段低矮而且早已杂草丛生的古城墙，感受着历史的厚重与沧桑的时候，黄先生指着这段城墙，告诉他："这段就是明代的城墙，在广州也算是仅有的了。"

他们继续向前走，又走了不多远，走到小蟠龙冈，镇海楼便呈现在他们眼前了。

黄先生告诉孟飞："明洪武年间，永嘉侯朱亮祖扩建广州城时，把北城墙扩展到越秀山上，我们刚才见到的那段城墙，便是那时的产物，同时在山上修筑了一座'镇海楼'以壮观瞻。该楼又名'望海楼'，因当时珠海（珠江）河道甚宽，故将'望江'称为'望海'。又因楼高五层，故又俗称'五层楼'。"

镇海楼下面两层基墙是用红砂岩条石砌造的，三层以上为砖墙，外墙逐层收减，有复檐五层，绿琉璃瓦覆盖，红墙绿瓦，巍峨壮观。

来到楼下，只见"镇海楼"的横匾高悬在顶层正面，两侧对联赫然写着："千万劫，危楼尚存，问谁摘斗摩霄，目空今古；五百年，故侯安在，使我倚栏看剑，泪洒英雄！"。这是一幅咏迹怀古的佳联，孟飞早就听人说过，今日一见，其气势果然是不同凡响。

三个人缓缓登上镇海楼，四周美景尽收眼底。黄先生从腰间拔出一枝洞箫，吹起了一首古调。箫声沉郁淡远，哀婉飘逸，孟飞在一旁听得如痴如醉，黎庇留轻声问他："看见了吗？那个寂寞深宫中，年华渐渐老去，却终未得皇上宠幸的宫女。那种哀怨悲秋的情绪，那种无可奈何、寂寥清冷的生活。"孟飞一下就明白了，黄先生吹的是《汉宫秋月》，《汉宫秋月》很可能与马致远的元末杂剧《汉宫秋》有一定的关系，此曲讲述的可能是王昭君的故事。

吹奏完，黄先生说："其实五层楼就有类似的传说，五代南汉时，广州有位素馨姑娘，长得很漂亮，正值南汉王登基，广招美女，于是素馨姑娘被选入宫。南汉王为投其所好，让宫中三千宫女皆佩戴素馨花。每天早上宫女们起床梳洗，花飘落水，积满下游的湖泊，这就是最早的流花湖。羊城竹枝词就有这么一首讲述素馨花农的心声：'花田女儿不爱花，萦丝结缕向他家，贫者穿花富者戴，明珠十斛似泥沙。''其实这深宫中三千戴花的女子，哪个不寂寞、哪个不想家啊，她们宁愿做一个普通花农的女儿啊。"

黎庇留接着说："孟飞，你知道'红叶题诗'的故事吗？"

孟飞摇摇头。

黎庇留说："唐僖宗时，读书人于佑在御沟中，捡到皇宫里飘来的一片红叶，红叶上题着一首诗："流水何太急，深宫尽日闲。殷勤谢红叶，好去到人间。"墨痕未干，字迹姗姗清秀，字字倾诉着一个年轻宫女在深宫中的寂寞与悲凉。于佑也在红叶上题诗两句，置于御沟上游的流水中："曾闻叶上题红怨，叶上题诗寄阿谁？"之后怅然离去。几年后，科举不成的他娶了一位从皇宫中放出来的宫女，谁知，此女子就是当年在红叶上题诗的佳人。一片小小的红叶成就了一段良缘。"

"越秀连峰""镇海层楼"皆为清代的羊城八景，此处的景致还被誉为"岭南第一胜览"。数百年来，无数政客诗人，都爱登上此楼，观景作诗，真是名不虚传啊。

站在楼顶上，孟飞想起了21世纪的种种，对效益的追逐，对职称的追逐。此时此刻，他终于明白萧遥的用意了，如果不是抛开了那一切，他怎能这么安心地学习经方，追寻梦想呢？他又想起了严歌苓小说《陆犯焉识》里的那位一生追求自由的陆焉识。思想自由不为世俗杂念掣肘，对于做学问的人是多么重要啊。有多少人能像自己这么幸运，可以暂时摆脱一切束缚，得以"浴火重生"呢？看着眼前的景色，孟飞觉得异常的平静，他此时仿佛看见了广阔的珠江江面，以及江面上的徐徐前行的船只，自己仿佛也是它们中的一员，正跟着灯塔的指引，向远方驶去。

从镇海楼下来，他们沿着越秀山的南麓下山，来到了三元宫。

黄先生告诉黎庇留和孟飞：东晋时，南海太守鲍靓信奉道教，把道教丹鼎派传入岭南，还建成了这座道教寺庙。葛洪就是他的弟子，有《肘后备急方》存世，后来葛洪娶了鲍靓的女儿鲍姑，鲍姑善针灸，夫妻两人在广东行医炼丹，在这一带非常有名，葛洪广州城西炼丹的遗迹"浮丘丹井"也是羊城八景之一。越秀山下也曾建起了'鲍姑祠'纪念鲍姑。广州、南海和香港一带，很多人信奉的赤松黄大仙，就是葛洪的弟子，可见他们影响的深远。黄先生感慨地说："做医生就要做这种为民造福的苍生大医啊！"黎庇留和孟飞连连点头。

三人登上40余级石阶到达山门，山门正上方有"三元宫"三个大字，门两旁的是石刻的对联"三元古观，百粤名山"，前檐石柱上刻有楹联："地接玉山，百粤灵光高北斗；水通珠海，千秋道气洽南溟"，门旁还立着一对巨大的石狮，相当气派。

黄先生带着黎庇留和孟飞穿过山门，他告诉孟飞："三元宫坐北朝南，地势北高南低，从正门三元殿到旧祖堂、老君殿，地势逐级升高，使整座古建筑高峻轩昂。"

孟飞赞叹道："道教名观，真是气度不凡啊！"

从三元宫出来，已经是中午时分，三个人都饿了，他们又走了一会，来到传说中南越王赵佗开凿的"越王井"旁，准备吃午饭。

他们的午饭是西樵大饼。黄先生一看就乐了："这是南海西樵山的特产，已有两百年历史，远近驰名，饼外形圆大，大者有两斤，一般也重半斤，所以叫西樵大饼。这种饼不但大，而且入口松软，清香甜滑，食后不觉干燥，我是百吃不厌。今日有两位雅士相伴，携手同游，又可一边饮古井水，一边品尝美食，真是人生一大乐事啊。"

黎庇留说："南海是谭星缘先生的老家，这是昨天谭先生从老家给我带来的，我知道黄先生喜欢，所以今日特地拿来当作午饭。"

黄先生笑道："西樵是与东樵（罗浮山）齐名的名山，'两樵云瀑'是羊城八景之一。西樵山上72峰峰峰皆奇，42洞洞洞皆幽，更有湖、瀑、泉、涧、岩、壁、潭、台点缀其间，故自古便有'南粤名山数二樵'之誉。西樵是广东著名的'茶山'，广东种茶自唐始，唐代曹松把茶种移植到南海西樵山。西樵还有座字祖庙，庙里供奉的是中华文字的创造者仓颉，还有一座奎光楼，楼里供奉的是开文运点状元、中国古代文学二十八宿之一的魁星神。魁星一手捧斗、一手执笔，用笔点上谁的姓名，谁就会高中状元。南海得此庇护，历代都是读书人的圣地，仅同治、光绪二朝便出了六十多位进士，万木的康有为便是西樵人。你刚才说的谭先生，不也是一位举人吗？鹤山、顺德、南海、新会都是邻近的地方，四地皆人杰地灵，所以才会出了你们四位大家啊。"

黎庇留说："先生见笑了，我们品尝一下西樵大饼，也沾沾西樵的灵气吧。"

三个在井边吃西樵大饼的时候，黎庇留又说："饮着'越王井'的水，又听先生讲起葛洪和鲍姑的故事，在下更感作为一个医者责任之重大。"

黎庇留喝了口水，继续说："对于一个医者来说，辨证准确是最重要的。我曾经治疗一人叫谭濂叔，盛暑时还要穿棉袄，戴小帽，身上一阵阵发热，但热势不高，随起随过。神形疲倦，胃气大减，但口不渴，大小便如常，其他医生治疗了一个多月，症状未见好转，精神越来越差。"

黄先生说："这很明显是孤阳浮越，真寒假热。"

黎庇留点点头："我也认为这是孤阳浮越，用真武汤治疗，逐日增加药量。服药两三天后，进食开始增加，也不用再穿棉袄、戴帽了。慢慢地体力恢复，谈笑自若。"

黄先生嚼了一口西樵大饼，点点头："这就对啦。"

黎庇留长叹一声，继续说："如果时下的医生，都有先生这样的见识就好了。服药几天后，因为病人的症状还没有全好，家属着急，又请一位号称熟读仲景书的陈医生和我一起为他诊治。"

黄先生笑道："如果是熟读仲景书的医生，那一同诊病，也未尝不可。"

黎庇留气鼓鼓地说："先生只知其一，不知其二。他看了病人，认为：'这是暑气伏热之病，当用小柴胡汤加葛根退热。'我说：'有四月感暑，六月才开始发热的吗？而且小柴胡汤为少阳病之方。少阳病有往来寒热，口苦，咽干，他哪有这些症状呢？'陈医生说：'他发热，又怕冷，要穿棉袄，带小帽，这就是少阳证。'我笑道：'少阳证，当时发热，恶寒，这个病人盛暑还要穿棉袄、带小帽，这是畏寒，哪里是恶寒呢？而且他只是随起随止的低热而已。我用真武汤后，症状明显好转，这又怎会是小柴胡汤证呢？'陈医生说：'他素来体虚，故可以耐受真武汤，所以我说当以小柴胡汤加苓桂术甘，这样就可以面面俱到了。'可惜几经旁人劝说，家人还是相信了这个陈医生，吃了他的药，病人便下利不止，无可挽救，可惜啊。"

黄先生也摇摇头："这样的医生也号称熟读仲景书，连寒热虚实都不会分。"

黎庇留停了一下又说："还有一个，是同里黄灿之妻，患咳证，服黎贡南的清润药已经差不多一百剂了，搞得阴霾四布，咳喘不断，夜不成寐，大肉陷下，几近死亡。我用大剂真武汤，附子用到五六钱，甚至一两，数剂后渐有起色，咳嗽也减轻了，胃口明显增加，起居如常。我嘱其继续服药，谁知贡南见她缧丝近火，觉口渴，便说是吃我的药后不能受热所致，反复劝说家属，不要吃我的药。家属听信谗言，让此妇继续服用贡南的清润之药。开始的时候还没什么，谁知两三剂后，痰饮复生，咳嗽再作，愈服愈咳。贡南说这是附子毒发，继续投以重剂清润的药，没有几天便咳喘息高，一命呜呼。从上面这两个病例，就足见辨证不准、妄用经方的危害啊。"

黄先生道："天佑贤弟所言极是，辨证准确才是最关键的，那些医生寒热虚实不分，和谋财害命的强盗又有什么区别呢?"

他们吃完午饭，便继续向前走，途中路过广州城里当时最有名的应元书院。这个书院里的学生都是已经高中的举人，也就是说这是专门培养进士的学府。

在应元书院门前，黄先生语重心长地说："老朽也曾在此读了很多年的书，不过读书不能致用，读书又有何用? 刚才天佑贤弟讲的那两个医生，读的书估计也不少，不过读来读去，还是不会辨证，只会耍嘴皮子。这样的人，读了书，不知书中的道理，比不读书危害更大。两位贤弟啊，'学而不思则罔，思而不学则殆'，知道吗?"

黎庇留和孟飞皆答道："谨遵先生教诲。"

这次出行，孟飞感受到了古老广州城的人文气息，他在黄先生和黎庇留身上又学到了很多东西，他多想时间定格在这美好的时光。不过灾难马上就要降临到这个美丽的城市了，欲知后事如何，且看下回分解。

第二十三回：贤隐士直说解梦

上回讲到孟飞在越王井旁聆听了黄先生和黎庇留的一番教诲之后，对庸医更加深恶痛绝了。当初自己质疑中医的疗效，其实没有疗效的不是中医，而是不懂得怎样使用中药治病的庸医。他告诫自己，有幸得遇几位"明师"，一定要好好学，免得辜负了难得的奇缘。

第二天早上，九江大屿山货店的陈某前来求诊。他一个多月来，每晚都睡不着，实在难受得没办法了，才特地从九江来广州找黎庇留。

陈某说："我就是天天觉得心里烦闷，睡不着。"

黎庇留问道："有胸闷、心跳吗？会不会晚上惊醒？晚上会觉得全身发烫，汗出吗？"

陈某摇摇头。

黎庇留又问："会口干，面红吗？脾气怎么样？"

陈某回答："口干、面红倒是不会，就是觉得心里总是有点不舒服，有时也容易发火。"

黎庇留笑道："孟飞啊，他没有'胸满烦惊'，也没有口干苦，应不是柴胡加龙骨牡蛎汤证；我看他是有热象的，但并非口干、潮热的阴虚生内热之象，故也不应是'心中烦，不得卧'的黄连阿胶汤证。心里烦闷，不能入睡，应该就是栀子豉汤的'虚烦不得眠'、'反复颠倒，心中懊憹'之证。"

说完，黎庇留开了一剂栀子豉汤。

孟飞问黎庇留："先生，'虚烦不得眠'，'虚'字应作何解？"

黎庇留答道："'虚'与'实'相对，'虚'就是没有有形的实邪，如痰饮、燥屎之类，只是无形之热上扰，故言'虚'。"

孟飞又问："先生刚才问他是否有'胸满烦惊'，'胸满烦惊'和'心中懊侬'又有何区别？"

黎庇留答道："'懊侬'只是一种嘈杂的感觉，可能是胸部的症状，也可能是胃脘的症状，部位不是很确定，所以说是'心中'，一个大概的部位。"

陈某服药后，当晚就睡踏实了，这是后话。

陈某刚走，黎庇留和孟飞正准备喝口茶、休息一下的时候，又一下子来了两个病人。一个是东里坊轿夫之女，五岁的小女孩；一个是陈村李某之子，二十多岁，但瘦骨柴立的小伙子。

黎庇留说："先看小孩吧。"

那个轿夫连忙把小孩抱到黎庇留跟前，黎庇留问他："令千金以前经常来我门前玩，我看她胖嘟嘟的，非常可爱。十数天不见，她怎么瘦成这样啦？您看这小脸，全无血色，平时爱说爱笑，今天却没精打采的。"

女孩的父亲说："小便下血，十几天了，请附近有名的儿科医生看了，吃了不少药，但是全不见起色，所以才来请先生想个办法。"

黎庇留说："下血后致虚，用《金匮要略》治妇人漏下的胶艾汤养血止血吧。"

轿夫拿了药方，谢过黎庇留，便抱着小孩离开了。那个女孩服了数剂药，血就止住了，几天后又开始在崇正草堂门前玩，这是后话。

小女孩走了，另外那个瘦骨柴立的小伙子怯生生地走上前，嘀咕了老半天，才不好意思地告诉黎庇留，他患的是遗精，好几个月了，每月遗精四十多次。

黎庇留恍然大悟："怪不得你年纪轻轻，竟如此形容枯槁。你还有没有其他症状啊？"

小伙子说："我还觉得喉痛，口烂，上颚为主。"

黎庇留说："遗精数月，无怪乎形容枯槁、身体羸弱成这样子了，你看他舌焦唇红，又有喉痛，口烂，且双眼红筋缠绕，这是一派虚火上炎之象啊。《伤寒论》第335条：'厥应下之，而反发汗者，必口伤烂赤'，第366条又有：'下利，脉沉而迟，其人面少赤，身有微热，下利清谷者，必郁冒，汗出而解，病人必微厥。所以然者，其面戴阳，下虚故也。'这是'戴阳证'，下焦虚寒，无根失守之火，浮于上，明显的寒热错杂，真寒假热之证。此病不简单啊，所以要用乌梅丸之药作汤治疗。只有这样才能温阳散寒，并折上炎的虚火。"

说完，开了一剂乌梅汤，小伙子拿着药回去了。

第二天，他又来复诊，并告知黎庇留，昨天的药被他父亲倒掉了。

黎庇留问道："你既然不想吃我开的药，为何又来看病？"

小伙子说："黎先生，您别恼。我来看病之前，主要是服羚角、犀角、芩、连之类的大凉药，服了很久也没见好。后来听说先生是名医，所以诚心来求助于先生。昨天我回家以后，马上就煲药了。药刚煲好，恰巧家父就从外面回来。他老人家得知药是先生开的，便拿来看。他闻了闻药，说您的药有一股辛辣之味，认为断不能服。他本是在卜卜斋（私塾）给小孩开蒙的教书先生，自己也曾读过些医书。家父认为，遗精当责之于肝胆肺胃有热，心经郁火炽盛，怎可服辛辣之品？所以，他执意把药倒掉了。我昨日听先生说，我是一派虚火上炎之象。我想，如果是虚火，再服大凉药，岂不是愈服愈漏？所以今天再来求先生赐我良方。"

黎庇留说："原来如此。关于遗精，有人认为是肝胆肺胃有热，心经郁火炽盛，而用羚角、犀角、芩、连之类的大凉药，结果如你所说愈服愈漏。虚证发而似实，其原本虚，当然不任受克。也有些人认为遗精是虚证，一味补虚，这也是不行的。《内经》有：'五脏者，藏精气而不泻'，'肾藏精'，故世人见遗精，便认定是肾虚失摄。治疗上认为治漏当止涩，故用锁精之药；又认为治虚当补，故又用补气补血之品。其实这也是想当然而已，哪有这么单纯的虚证呢？你这是阴阳气不相顺接，真寒假热。此证变幻复杂，怎么能这样一成不变，强为套用呢？"

孟飞问道："乌梅丸是治蛔厥的方，先生为何要用来治遗精呢？"

黎庇留停了一下，说："乌梅丸是个寒热并用的方，除了治蛔厥，还能治'久利'。乍看此方与治疗遗精无关，其实不然。我用此方治遗精，就是对'又主久利'的活用。方中黄连清胃经之热，平肝木之盛，黄柏抑厥阴之阳，清肾家之火，而'舌焦唇红，喉痛，口烂'的虚热上炎之象可借可遏矣。此方又是附子、干姜合用，兼用细辛、蜀椒，可见其温阳散寒之力。再看仲景的甘草干姜汤，此方是治疗'必遗尿，小便数'、'多涎唾'的，治遗尿的方，当然可以活用来治遗精啦。所以，我觉得这个寒热错杂的特殊格局，用乌梅丸治疗是恰到好处的。服药后，上部的虚火会渐降，全身的精血会渐生，病慢慢就会好了。"

孟飞感叹道："此乃先生的创见，文献无征。先生的讲解鞭辟入里，着实高明啊。"

这个迁延了多月的病，服药二十余剂药后，就痊愈了，可见遣方用药绝不能墨守成规，这是后话。

黎庇留如此活用经方，孟飞为之叹服。这天傍晚，黎庇留又让孟飞去番禺学宫给黄先生送东西。他跟孟飞说："我上次跟黄先生提起陈焕堂的《仲景归真》，先生说要看一下，你送过去吧。"

孟飞接过书，便向番禺学宫走去。他来到黄先生门前，听到里面传来一阵阵悦耳的丝竹、粤乐之声。他觉得奇怪，黄先生和谁在弹奏呢？不过他也顾不得多想，上前敲了敲门。他一敲门，音乐声就停住了，咯吱一声响，门打开了。

开门的是黄先生，孟飞连忙给黄先生作揖行礼。谁知他行完礼，抬头一看，只见萧遥拿着二胡，坐在里面，还冲他一笑。这一看，把他吓得愣在那里，半天回不过神来。他终于明白了，是黄先生和萧遥在合奏，一个吹横箫，一个拉二胡。他又想起了上次给黄先生送东西，撞见萧遥的事。看样子，萧遥是黄先生这里的常客。怪不得萧遥说得高人指点，学会了拉《赛龙夺锦》，肯定也是在黄先生这学的。他为什么会和黄先生打得火热呢？这两个之间会有什么秘密呢？孟飞百思不得其解。

黄先生见他愣在那里，便笑道："孟贤弟，是黎先生差你来的吗？

快进来坐吧，我泡了你那天送来的英德红茶，你来了正好品尝一下。"

孟飞这才回过神来，跟黄先生进了屋，在萧遥身边坐下。

萧遥若无其事地说："孟飞兄，你听过刚才我们奏的那个曲子吗？"

孟飞摇摇头。

萧遥得意地说："刚才我们奏的是《雨打芭蕉》。"

黄先生道："《雨打芭蕉》和《赛龙夺锦》一样都是沙湾何博众的作品。"

孟飞无心听他们说，喝了口茶，希望可以控制住自己的不安。他本想问个清楚他们葫芦里卖的是什么药，可又开不了口，此时真有点如坐针毡的感觉。

黄先生看出了他的心思，便笑道："今天既然你来了，很多事我也不想瞒你了，就都告诉你吧。"

他喝了口茶，慢慢说道："我以前就和你说过，我打小就喜欢看一些杂书，几十年来，又四处收集了很多书。有一天，我在天光墟（前面讲过，天光墟是广州半夜卖杂货、古董和一些来路不明的东西的地方），淘到一本奇书，我本以为里面是讲一些神怪故事的，开始只是觉得有趣，仔细看完，才知道这本书记录的是人在睡着的时候，如何使灵魂跑到别的朝代的方法。我并不相信，后来出于好奇，试了一下，谁知真的跑到你们那个朝代去了。在你们那个朝代，我机缘巧合遇见了萧遥，见和他投缘，便跟他讲了四大金刚的故事，他对此很感兴趣，所以我把他带了回来。"

萧遥接着黄先生的话说："我看了黄先生讲的那本书，又研究了睡眠周期。你知道，人每个睡眠周期是分 5 期的，每个周期大概持续 90 分钟，每天的睡眠大概是 4～5 个睡眠周期。每个睡眠周期都有一个 REM 期，也就是快速动眼期，人们在这一期如果做梦的话，一般会留下记忆。这个书上讲的让意识穿越时空，就是利用睡眠的 REM 期。我亲身试过，利用睡眠的 REM 期穿越，睡醒以后，还能保留住记忆，记得穿越时发生的事。我觉得孟飞兄是学经方的好材料，所以斗胆，也让孟飞兄穿越到 19 世纪来。孟飞兄，你不会怪我自作主张吧？"

孟飞恍然大悟，他站起来，深深一揖："在下谢过黄先生和萧遥兄了，要不是托两位的福，我此生都不可能得遇'明师'，洞察《伤寒论》的真谛啊。"

黄先生道："这是你的造化，才有此奇缘。"

萧遥眨了一下眼睛，诡秘地说："孟飞兄既然知道了我们的秘密，要不我们再来个梦中造梦，去看一下陈伯坛是怎样看病的，如何？"

孟飞不解萧遥的意思，疑惑地看着他。

萧遥笑道："陈伯坛是四大金刚中名气最大的，你来这么久都没怎么亲眼见过他看病吧？我想利用你今晚的 REM 期，梦中造梦，让你穿越到 1899 年以后，亲身体验一下陈伯坛的名医风采，如何？"

孟飞连连说："我对陈伯坛也是仰慕已久，可以亲身体验一下他的名医风采，自然是求之不得。"

萧遥继续说："因为是梦中造梦，陈先生在那个梦里，是不会记得曾经见过你的，你一定要记住这一点。"

说完，萧遥拿出上次的那个吊坠，依旧嘴里念念有词"斗转星移，梦想飞翔……"就这样又把梦里的孟飞催眠了。

孟飞在梦中之梦里会发生什么故事呢？欲知后事如何，且看下回分解。

第二十四回：梦中梦里寻明师

上回讲到萧遥为孟飞梦中造梦，孟飞浑浑噩噩间又跌入了无边无际的时光隧道。

孟飞醒来的时候已经是清晨，他发现自己睡在番禺学宫的门口，他赶紧爬起来定了定神。此时，阵阵"唏呵、唏呵……"的轿夫喝路声由远而近。不一会儿，一个由四名轿夫抬着的轿子出现在孟飞的视线范围。怪不得会有这么响的喝路声。孟飞心想："一般的小轿是两个人抬的，此人竟要四名轿夫抬轿。大清早谁会这么大牌呢？"

此时恰巧有个老太太路过，孟飞便拉着她问道："老人家，您知道轿里坐的是何人吗？"

老太太说："这个你都不知道，你是外地人吧？这是'陈大剂'出诊啊！他是有名的'大轿医生'。我们这里虽然衙门多，经常有官老爷坐'四人小轿'、'八人大轿'经过，可是那些官老爷的轿子，哪会像'陈大剂'的轿子走这么快呢？他的轿夫每年都不知道要磨破几双鞋。"

此时的陈伯坛已经是名声在外的大国手了。不过孟飞怎么也想不到，一个医生出诊竟然会有如此架势，他为何要这样做呢？

孟飞想："还是去医馆探个究竟吧，也好找个机会接近这个名医。"他一边想，一边来到大马站陈伯坛的医馆前。

陈伯坛的医馆和集易草庐、崇正草堂相比要气派得多。可医馆虽大，因为病人太多，里面还是挤不下，医馆门口一大早就已经有很多病人在排队了。

孟飞装着也是来找陈伯坛看病的样子，和病人们攀谈起来。他问一位老先生："这位陈医生好像有很多病人呢，老先生，您以前找他看过病吗?"

那位老者说:"我是慕名而来的,听说陈医生是妙手回春的名医,我还听说他开的药方要用'牛头煲'才能煲,所以叫'陈大剂'。"

另一位老者说:"这个陈医生医术很高,看病也快,你们听说过市面上的口头禅吗?'快过陈伯坛把脉',他把脉有如'以手探汤',足见他看病有多快。"

听他们这么一说,旁边很多人都纷纷议论起来,一个老太太说:"这个陈医生可神了,不但看病快,而且往往一剂就可以治好病,他又叫'陈一剂',所以会有这么多病人。"

一个中年女子说:"这个陈医生病人太多了,还经常要出诊,每次找他看病都要等半天。"

刚才说话的老太太笑道:"你想治好病就等等吧。你刚才没见陈医生派头有多大,轿子都是四个轿夫抬的。你什么时候见过这样的医生,足见他有多厉害啊!你要是不诚心,小心他不给你看。"

中年女子说:"陈医生是个好人,他不会计较的。他雇四个轿夫,不是因为想要大牌。你没留意他的轿子比一般的轿子走得快很多吗?请他出诊的,肯定都是急重的病人。他雇四个轿夫是怕轿子走得慢,贻误了病情。去年我公公病了,病得很重,我开始本以为这么有名气、有派头的医生,肯定会收很贵的诊费,我家贫只怕付不起,可是为了救公公的命,只好硬着头皮来请。陈医生就是坐着四个人抬的轿子出诊的,一下子便到了我家。他很仔细地给我公公看了病,却念我家贫,只收了我两毫钱的诊费,他的心真善啊。"

旁边听他们说话的病人都感叹道:"陈医生真是个积德行善的好大夫啊。"

有个中年男子说:"陈医生善用大剂,有些病人害怕,只服半剂,谁知第二天复诊,还不待病人说话,陈医生便说:'你药还没服完,服完再来',真是神医啊。"

孟飞一边在医馆门口和病人攀谈,一边观察医馆四周的情况。突然他在门边的墙上看见一则医馆请打杂伙计的告示，于是他心生一计，何不故技重施，混进医馆做伙计？这样就可以跟陈伯坛一起看病啦。

孟飞又等了一炷香的时间，陈伯坛终于出诊回来了。

陈伯坛一下轿，孟飞就迎上前去。他作了个揖，说道："陈先生有礼了，在下孟飞，南洋人氏，略懂些医术，今日在先生医馆门前，看见告示，得知先生欲请一伙计，故来毛遂自荐。"

此时的陈伯坛36岁，论年纪比孟飞还小一点。和先前孟飞见过的陈伯坛相比，已经略略有点发福，不过看上去更加沉稳和练达。陈伯坛看了他一眼，说："这位兄弟，你说你略懂些医术，请问你读过些什么医书啊？"

孟飞恭敬地答道："在下略读过《伤寒论》。"

陈伯坛又问： "你读过《伤寒论》？你知道'群方之冠'是何方吗？"

孟飞答道："是桂枝汤。"

陈伯坛又问："你知道麻黄汤和桂枝汤的区别吗？"

孟飞答道："有汗用桂枝，无汗用麻黄。"

陈伯坛一怔，又问： "这位兄弟，你倒是懂得不少。你觉得为医者，为何要行医？"

孟飞答道："治病救人。"

陈伯坛又问："如何才能治病救人？"

孟飞答道："辨证准确。"

陈伯坛拍拍孟飞的肩膀说："你倒是有点见识，我本想请一个打杂的伙计。但你我有缘，你就留下来当个学徒吧。我的医馆病人很多，你在我这里当学徒是要吃苦头的。"

孟飞说："在下久慕先生大名，也知道能当先生的学徒是很多行医者梦寐以求的。可以留在先生身边是我的荣幸，我不怕苦。"

陈伯坛哈哈大笑："那好，你就留下吧。"

陈伯坛停了一下，语重心长地对孟飞说："为医者首要的是要全心全意地对待病人，不论贫富贵贱。我行医是以'富者多取而不伤，贫者减免而受惠'为宗旨的。你看见医馆门口那个箱子了吗？病人的诊金都放在里面，医馆虽规定门诊诊金两毫，不过，贫苦病人就随他们能给多少，就给多少吧，你看见贫苦的病人诊金给得少，也绝不能给他们脸色看，知道吗？"

孟飞点点头。听了这番话他对陈伯坛佩服得简直五体投地。陈伯坛不但医术好，还有这么好的医德，他真的做到了孙思邈在《大医精诚》里对医生的要求。"若有疾厄来求救者，不得问其贵贱贫富，长幼妍蚩，怨亲善友，华夷愚智，普同一等，皆如至亲之想。亦不得瞻前顾后，自虑吉凶，护惜身命。"

孟飞就这样留在了陈伯坛的医馆。

陈伯坛一回到医馆就开始看病了，孟飞也跟他看病。他跟陈伯坛看的第一个病人是一个妇人，四十多岁，一日呕吐十余次。

孟飞问陈伯坛："陈先生，你会用五苓散还是用吴茱萸汤治呕吐呢？"

陈伯坛笑道："孟飞，你果然懂得不少，不过这不是寒饮，不需要用吴茱萸汤。只是呕吐，也不需要五苓散这么复杂。'卒呕吐，心下痞，隔间有水，眩悸者'用小半夏加茯苓汤就好了。"

他说完，刷刷刷，两下就把处方写好了。

生姜二两，法半夏两半，云茯苓三两。

病人服一剂药，就没再呕吐了。

孟飞说："陈先生，我曾听人说，您开药都是很大剂的，要用'牛头煲'煎。今天看您开药，不过三味，虽然每味药的剂量比较大，但也不至于用'牛头煲'煎，这些都是世人讹传而已。像先生这样的大医，怎么会盲目用药呢？用药必须视病情而调节药味、药量，怎么会什么病都用'大剂'？其实仲师用药药量虽比较大，但是都是用简捷小剂，单味药药量再大，和动辄用十几、二十味药的时医比较，每剂药的总量都不会大到哪里去。"

陈伯坛听了哈哈大笑，"孟飞啊，没想到你没来多久，竟然这么明白我的心思。仲景处方用药的精义，务使药病相当，应根据病人不同的体质与病情需要用药。方剂的分量，应重则重，以免因循致变；应轻则轻，适可而止。"

孟飞窃喜，心想："这都是以前听陈伯坛自己说过的，只是梦中梦里的陈伯坛根本不知道自己曾见过我。"

接着他们看的是一个姓陈的男子，很胖，面红如醉。他说："陈先生，我患头晕、心悸已经很多年了，以前看过很多医生，他们都说我是实热证，吃了很多方，都是些凉药。可服药后症状未见好转，反而越来越重。"

孟飞留意到，病人一进门陈伯坛便会目不转睛地观察一番，听病人说完，他稍摸了一下脉，不假思索地就开了一剂真武汤。

孟飞心想："怪不得俗话说'快过陈伯坛打脉'，原来陈伯坛看病真的这么快。"他问道："陈先生，您看病真快啊。我听别人说，您看病，未待病人开口讲话，未待切脉，便大约知其病在何经。即或问也不过三言两语，对患者的病情便了然在胸，甚至连是否服用过自己开的药方也可望而知之。您真是神医啊。"

陈伯坛说："孟飞，你过奖了。如果你看过足够多的病人，你望诊的功夫就会练出来了。每当病人一进医馆，我就会凝神注目而望，再问一下，便可了解病情的大概了。就我们刚才看的那个病人，虽面红如醉，却颜面浮肿，乏力声低，手足发凉，下肢微肿，脉沉细无力。一看就知道这虽有热，但并非实热，是阳虚寒饮，虚阳外越的真寒假热之象。"

陈伯坛停了一下又说："病要仔细观察，认真思考，这样才能抓住每个证的关键性的表现，下一次再看到同样症状的时候，你就可以第一时间认出这是何证了。"

陈伯坛胸有成竹地跟病人说："我开一剂，你如法煎服，明天应该不用再看了。"

陈伯坛的病人确实太多了,他不停地看,孟飞也在陈伯坛的人前身后忙得团团转,直到太阳下山才看完。他长叹道:"我欲闲时闲不得,皆因年少学行医。孟飞,你觉得在我的医馆辛苦吗?您能挨得下去吗?"

孟飞说:"先生医术高明,又能急病人之急,乃我辈后学者的楷模,能在先生身边侍诊,是在下的荣幸,何苦之有?"

他们这说话的时候,一个男子从医馆门口走了进来。看见陈伯坛,连忙行礼,叫道:"二叔公。"

陈伯坛问道:"你来找我何事?"

男子怯生生地说:"我家里急着用钱,想跟二叔公借些钱。"

陈伯坛笑道:"我排行最大,并不是二叔公,我与你不熟悉,但听你口音,知你与我是同乡,你有困难,也可以帮助你的。"说完也不问来人姓甚名谁,家住何方,便掏出些钱给那个男子。

孟飞见陈伯坛这么容易就借钱给人,便向医馆里的伙计打听。一个老伙计告诉孟飞:"我们陈先生为人乐善好施,仗义疏财。虽收入可观,但因为人慷慨,故无积蓄,不置田产。家族中的孤儿寡妇,他都照顾,亲朋中因经济困难而求助于他的,他都慷慨解囊相助。曾经有位亲戚因经济拮据,愿把田产卖给他,他却说:'你急需的钱,我给你,但田不可卖,田契暂时代你保管,以免你贱卖与他人。'日后这位亲戚每提起此事,都不禁热泪盈眶。每逢年关,就有亲戚向他求借,他有时亦会周转不过来,他就向别人借贷,准备一笔钱,以免求借的亲友失望。陈先生真是个大好人啊。"

陈伯坛不愧是南国名医,他的医德医术让孟飞相当震撼。此后会发生什么故事呢?欲知后事如何,且看下回分解。

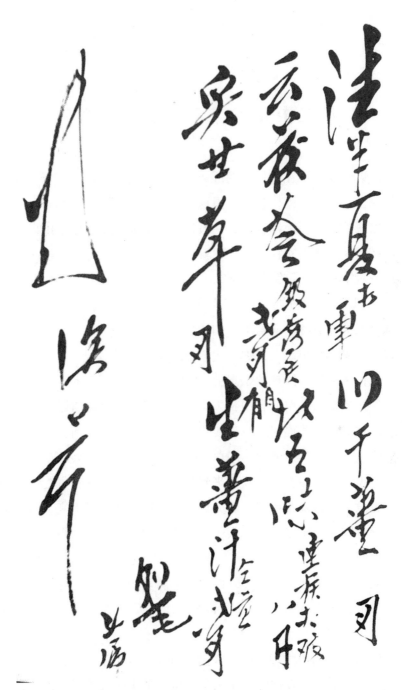

陈伯坛先生处方手迹：苓甘五味姜辛夏汤去细辛

第二十五回：经方魁首看病忙

　　上回讲到孟飞留在陈伯坛的医馆当上了学徒，并被陈伯坛的医德和医术震撼了。从此，他便起早摸黑地在医馆跟着陈伯坛看病。

　　陈伯坛的病人每天都很多，一般情况下都要看到太阳下山以后才能勉强看完。这天病人实在太多了，看完病，已经听见外面一慢一快的打更的声音。"咚！……咚！"，"咚！……咚！"，"咚！……咚！"，已经在打落更（即晚上七点）了。

　　陈伯坛伸伸懒腰，起身喝了口水说："孟飞啊，我一个下午都没喝上一口水，累得不想动了，你给我泡壶茶来吧。"

　　孟飞把茶泡好，给陈伯坛斟上。

　　陈伯坛拍拍他的肩膀，说："孟飞，你倒是个学医的好材料，而且能吃苦。这些天辛苦你了，今晚在我家吃一顿便饭，如何？"

　　孟飞连忙说："谢谢陈先生这些天的教诲，在下恭敬不如从命。"

　　他们走了约一炷香的时间，来到陈家。陈伯坛的家眷等吃饭已经等得有点着急了，特别是小孩，看见陈伯坛回家，都围了上来。陈家的女眷和小孩特别多，有接近二十人，吃饭要坐两桌。孟飞觉得奇怪，但又不好意思问。

　　他们刚坐下来准备吃饭，外面便听见急促的敲门声。陈伯坛的儿子嚷道："怎么又有人来找父亲看病啊，几乎天天都这样，不让人好好吃饭。"

　　陈伯坛一边叫人去开门，一边抱起孩子，哄他："乖，你是大孩子。父亲平时是怎么教你的？父亲是医生，生病的人是很痛苦的，我们要去帮助这些人，对不对？乖，自己好好吃饭，父亲很快就回来了。"

此时外面敲门的人已经进来了，他叫赵卓儒，他对陈伯坛说："陈先生，舍弟病了，病得很厉害。他本来好好的，又高大又结实，可是有一次受惊后，突然面色发青，双手握拳，不省人事，过了很久才苏醒。后来便反复发作，有时一天发好几次。刚才又发作了，情况危急，我才这么晚来请先生。陈先生，求求您了，快去救救舍弟吧，他才十八岁啊。"

陈伯坛二话不说，放下孩子，便跟着他出去了。陈伯坛出诊依旧坐他的四人小轿，孟飞也跟着。陈伯坛的四个轿夫，抬着轿子走得飞快，孟飞几乎都跟不上。

孟飞问轿夫："你们怎么抬着轿子还走得这么快啊？"轿夫说："去救人，怎么可以不快？陈先生请轿夫，都要挑选最健壮、走得最快的。他给的薪酬比那些官老爷还多。不过，要求轿夫随时接送他出诊。别看他平时和善，从不骂下人，但要是我们耽误了他出诊，他就会一反常态，大发雷霆，他发起火来可吓人了。"

他们到赵家的时候，赵卓儒的弟弟已经没有再双手紧握了，不过还是迷迷糊糊，不能对答。

孟飞心想，这是癫痫，这个病不好治啊。他正想的时候，陈伯坛问道："孟飞，你见过此证吗？"

孟飞说："这应该是《金匮要略》中风篇的风引汤证吧，风引汤'除热瘫痫'。'瘫'就是瘫痪，'痫'就是癫痫抽搐。"

陈伯坛一怔："孟飞，没想到你懂得真不少啊，看来你真是读过仲景书的，比时下很多所谓名医都有见识。你知道吗？有些所谓名医见风引汤有个风字，以为可以疏风，竟用此方来治疗皮疹，实在是太可笑了。"

孟飞的脸一下子红了："先生见笑了。"

孟飞心想，风引汤治癫痫，黎先生曾仔细给他讲解过的，要不然他哪会啊。黎先生以风引汤治疗的木舌案和失心疯案，至今他仍记忆犹新。风引汤、侯氏黑散、防己地黄汤三方互联，开后世中风病治疗用育阴息风、平肝潜阳大法的先河。其实育阴息风、平肝潜阳也是治疗癫痫的大法。

陈伯坛对赵卓儒说："令弟是肝热，我给他开两个方，这个方你马上抓一剂药给他服下"，他开了大剂的龙胆泻肝汤交给赵卓儒，又说："服完这一剂，肝火便可得泻。你再抓我的第二个方，此方令弟需长期服用，便可保他不再发作。"于是又开了一剂风引汤。

从赵家出来，已经是二更了。陈伯坛叹息道："我们行医之人，总是没有时间和家人好好相聚。今天我三弟的妻子来了，我本想和家人好好吃顿饭，可惜啊……我的两个妹妹，一个夫家待她不好，一个丈夫游手好闲、不务正业，夫妻不和，前年我就把她们接回我家居住，这两年虽在同一屋檐下，也没有时间好好开导、劝慰她们。我三弟早亡，弟媳青年守寡，带着两个女儿，虽生活费由我长期供给，但她们孤儿寡母生活还是很艰难的，我也没有时间好好照顾。还有我的儿女，也没有时间好好教导。"

孟飞这才明白，为什么陈家有那么多女眷，他好奇地问道："先生天资聪颖，又是有功名的人，为何要行医？"

陈伯坛反问道："孟飞，你又为何要行医？"

孟飞说："能治好病人的病痛，特别是能在病人命悬一线的时候，挽回他们的性命，会有一种莫名的快感。"

陈伯坛哈哈大笑，说："我年轻时，也曾想过入仕，这主要是父亲的期望，他老人家希望我可以一朝独占鳌头，光宗耀祖。我年少时也如你所说，陶醉于治病救人得到的那种成就感。我从22岁在书坊街设馆至今，除了父亲亡故、扶灵回乡之外，我几乎都没有停过诊。即便是'秋闱'之前，父亲要求我闭门读书，我也停不下来，当时我对行医已经很痴迷了。其实我要考取功名，根本无须等到甲午科，我在书馆读书时，文章就已经很出众了，只是我一直不想考而已。后来家父再三要求，我才以如果入仕就可以实现济苍生、安社稷的理想来安慰自己，勉强答应了他。闭门读书，那是完全没有必要的，中举对于我来说，是早就成竹在胸的事。我在中举以后，特别是家父亡故、居丧在家的时候，想了很多。国家积弱，非我一人微小之力可挽救。我的志向不在入仕，而在行医，想必九泉之下的父亲也能理解。我要济苍生，唯有以仲师之学，竭尽全力，希望能尽可能减少病家的苦痛。若能解除苍生的苦痛，我一己的得失又算得了什么。"

孟飞听了陈伯坛的话，脸又一下子绯红了。自己平日对《大医精诚》倒背如流，可是这么多年，想到的只是自己的快感，自己的前程、职称，面对陈伯坛这样的大医，怎能不汗颜。

回到陈家，其他人已经吃完饭各自回房去了。陈伯坛一边大口吃饭，一边问孟飞："孟飞啊，我第一次接触《伤寒论》的时候，还在书院里读书。我的一个同窗，他本是世代行医，其父给他一本《伤寒论》让他夜夜背诵。他觉得此书枯燥乏味，每次翻开，读几行就看不下去了。我出于好奇，向他借来看，谁知一看就着迷了。"

听陈伯坛这么一说，孟飞想起了陈伯坛在玉兰树旁苦苦思索，顺手扯下树叶，日子一长，玉兰树竟给他扯得零落殆尽的故事。还有他那句"余读仲景书几乎揽卷死活过去"的名言。

陈伯坛继续说："后来又得陈维泰先生指导，才慢慢地开始明白仲师的真意。"

孟飞恭敬地说："弟子素闻先生多年来枕寝中医典籍，并能融会贯通，深谙仲景之道。"

陈伯坛哈哈大笑："这些都是同道的恭维，不可尽信。孟飞，你读《伤寒论》是有师承的，还是自学的？我看你还是很有见地的。"

孟飞不好意思地说："先生见笑了，弟子其实懂得并不多，只是机缘巧合，曾得遇几位'明师'，略听他们讲过些《伤寒论》的方，他们还告诉我'勿为注家先入为主'，要根据临床，真正读懂仲师的原意。但是还有很多东西我不明白，以后还要跟着先生好好学习。"

陈伯坛又哈哈大笑起来，他说："'根据临床，真正读懂仲师的原意'，真是英雄所见略同。"

　　孟飞问道："仲师处方严谨，不妄加减，您觉得应该如何理解？"

　　陈伯坛说："对经方的使用、掌握要十分严谨，因经方组织严密，不可任意加减，如因病情需要必须加减，应考虑与立法宗旨无矛盾方可，否则方药的作用反受其牵掣，降低疗效，甚至适得其反。"

　　陈伯坛见孟飞对《伤寒论》如此熟悉，便对他十分赏识，每次看病都带着他，他也渐渐地成为陈家的常客。他和陈伯坛之间还会发生什么故事呢？欲知后事如何，且看下回分解。

第二十六回：著手成春陈一剂

上回讲到陈伯坛对孟飞十分赏识，每次看病都要带上他。孟飞在陈伯坛身边，虽然天天都忙得不可开交，但是却可以学到很多东西，心里非常高兴。每天夜里，他都读书直至深夜，然后一躺在床上就睡着了，他已经很多年没有过这种感觉了。

这天凌晨，孟飞才睡下不久，便有人来敲他的门，他睡眼朦胧地披上衣服，开门一看，原来是医馆的一个伙计。伙计拉着孟飞，便往外走。孟飞问道："干什么去？"伙计说："陈先生叫我带你去看个病人，快点，不然先生要生气了。"

孟飞听了他的话不敢怠慢，跟着那个伙计小跑了一炷香的时间，便看见陈伯坛的轿子停在一户人家的门前。进门一看，陈伯坛果然在里面。

病人姓黄，腹痛，不大便，已经二十余天了。听家属说，他们已经请过很多医生看，曾以丸药下之，却不能见效。

陈伯坛问孟飞："你认为这是何证啊？"

孟飞说："腹痛，不大便，应该是大承气汤证吧？"

陈伯坛又问："你看这是何脉？"

孟飞上前摸完脉，答道："其脉沉细。"

孟飞想了一下，问道："难道这是少阴三急下？"

陈伯坛摇摇头，说："我估计你是没有见过此证的，所以特地叫人把你找来。对于这个病人我们首先要分清寒热，这不是少阴三急下，少阴三急下是热结于里，甚至热结旁流而至津液枯竭。这个病人脉沉细，这是中气虚而寒气凝，而非热结，若日施攻下，不但不通，反而会伤其中气，当以温中祛寒为治。'心胸中大寒痛，呕不能饮食，腹中寒，上冲皮起，出见有头足，上下痛而不可触近，大建中汤主之'。"

于是，他开了一剂大建中汤，并嘱孟飞留下来，等病人服药后，看大便是否能解。

果不出陈伯坛所料，病人服药后，很快大便就解出来了。两旬余之大便闭而不通，并未丝毫攻下，而且一剂药便获痊愈，"陈一剂"真是名不虚传啊。

孟飞回到医馆的时候，陈伯坛正在给一个女子看病。

这个女子，三十岁上下，平素体健，两个月前突然失音，但是除了失音也不见有其他症状。

孟飞心想，这个病该怎么治呢？他还完全没有头绪的时候，陈伯坛却已经开好方了。他上前一看，是肾气丸合麻黄附子细辛汤。

孟飞惊奇地问道："陈先生，您真神了，刚才那个病人，如您所料，一剂药服下去，便解出大便了。可这个病人，除了失音没有其他症状，您为何要用肾气丸合麻黄附子细辛汤呢？"

陈伯坛笑道："喉根于肾，足少阴脉，循咽喉，挟舌本。故从少阴不至者，瘖着眼。根据声出于喉而根于肾立治。盖肾虽水脏，中寓真火，蒸腾变化，全赖于此。故本例以益火生肾气为主要，助以麻黄细辛附子汤，取少阴之浮热，辛以润之之意。这个病人服一剂药下去，就会明显好转的。"

可能是因为年纪相当，也可能是因为和孟飞投缘，陈伯坛经常会和孟飞说一些心里话。

这天，他问孟飞："孟飞啊，这些天，除了看病，你知道我经常在想些什么吗？"

孟飞心想："陈伯坛此时已经不想再求仕了，他下定了决心'不为良相，便为良医'，要做个'良医'。他除了看好病，还会想什么呢？"孟飞想了很久，他终于想起来了："陈伯坛和易巨荪不同，易巨荪除了看病，几乎是不问世事的。陈伯坛除了看病，后来还办学，培养了大批的中医人才，还写了不朽的名著《读过伤寒论》《读过金匮卷十九》。难道……"

于是，孟飞说："当今很多中医，并未读过仲景书，即便是读过仲景书，能领会书中真意的人也并不多。'仲景书必跳出旁门可读，犹乎段师琵琶，须不近乐器十年乃可授，防其先入为主也'。世人并不明白这一点，而'为注家先入为主'所累，妄用伤寒方，这样只能害人性命，可悲可叹。先生是想怎样才能使更多人真正读懂《伤寒论》。因为一个人的力量毕竟有限，只有越来越多的中医，能够用仲景的方治病，才能更好地解除苍生的病痛。"

陈伯坛哈哈大笑，他拍拍孟飞的肩膀，说："知我者，莫若你孟飞啊。仲景之学是自成体系的，所以我说，注伤寒无异于删伤寒。我一直想，怎样才能使更多人明白这一点。我和易巨荪、黎庇留、谭星缘三位先生是至交，他们与我有同样的看法。他们都比我年长，而且都是行医多年，运用经方的水平远在我之上。你知道升麻鳖甲汤吗？凡存亡绝续之交，本方大可借用，我粤医治鼠疫，十者亦疗其过半，夫非长沙方泛应不穷乎。首先以此方治鼠疫的就是易先生。现在很多人叫我'陈一剂'，真是过誉了，我其实远不如这几位先生。孟飞啊，有空我带你见见他们。"

他们正说着的时候，有一个男子来求诊，他主要是脐孔痛，但并无红肿，亦无他症。

陈伯坛问孟飞："你见过此证吗？"

孟飞摇摇头。

陈伯坛刷刷刷，写下了附子、干姜、葱白三味药。他开了三剂，并告诉病人服完这三剂就会好了。

孟飞问道："白通汤用的是生附子，是仲景用以回阳救逆的方。'少阴病，下利，白通汤主之。'先生为何要用白通汤呢？"

陈伯坛说："脐为天枢之位，地气从此升，天气从此降，有寒邪为之梗，用白通汤取上通下济之意以治之。"

孟飞还没来得及仔细琢磨，就又有人来请陈伯坛出诊，陈伯坛又坐着四人小轿出门了。

病人是个六岁的小孩，突然夜半惊醒，大叫手指挛痛。

陈伯坛和孟飞诊其脉，脉弦紧。

陈伯坛道："寒性收引故挛痛，当以四逆汤散其寒；昨夜曾惊醒，是受惊后发病，当加服桂枝甘草龙骨牡蛎汤，服数剂便能愈，无需复诊。"

出诊回来，他们还没来得及喘口气，又有人来请。轿夫赶紧稍擦了擦汗，喝了口水，便又抬着陈伯坛出诊了。

患者是一个姓黄的女子，20 岁，未婚。突然语无伦次，或歌或哭，如痴如醉。他们去看的时候，她家已经请过不少医生，吃了不少药，都未见好。

陈伯坛摸了摸她的脉，说："脉弦滑"，又问了问她的月事，家属说她月事不畅已经很久了。

陈伯坛问孟飞："你觉得应该用何方？"

孟飞想了想，想起了黎庇留跟他说过的关于狂躁症状的方，便说："'太阳病不解，热结膀胱，其人如狂，血自下，下者愈'，应是桃核承气汤证。"

陈伯坛笑道："这个你也知道，让你当学徒真是屈就了，你大可以挂牌行医了。这个确实是血热互结的桃核承气汤证，病虽来势汹汹，不过一剂药服下去就会好了。"说完便开了一剂桃核承气汤。病人服药后，果不出他所料，一剂而愈。

这天孟飞很晚才回到住处，他心想，今天简直找到自己当年在急诊做住院医生、跟"120"出车做院前急救时的感觉了。他想起了晚清的礼部侍郎朱祖谋赠给陈伯坛的对联：'知君一身皆是胆，与人著手便成春'，若非亲见，孟飞实在很难相信会有这样的"大医"。他想着想着便睡着了。他睡着以后，又浑浑噩噩地跌入了无边无际的时光隧道。醒来时，只见黄先生和萧遥正坐在他身边，他又回到了 1894 年的番禺学宫。梦里好像过了很久，梦外其实只是一夜的时间。孟飞告别黄先生和萧遥，又回到崇正草堂。那场鼠疫马上要爆发了，他们将如何应对？欲知后事如何，且看下回分解。

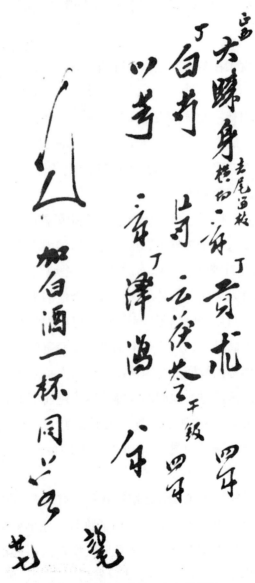

陈伯坛先生处方手迹：当归芍药散

第二十七回：甲午鼠疫大流行

上回讲到，孟飞在梦中梦里跟随陈伯坛看病，自此他更坚定了要好好学习经方的信心。

春来树芽绿如新，幼草探头露嫩尖。燕儿归来无需疑，百鸟高歌庆早春。很快到了农历的三月，广州的三月，乍暖还寒，而且非常潮湿，广州人把这种天气叫作"回南天"。1894 年（甲午年）的广州非常寒冷，是历年少有的"倒春寒"。

在农历的二月，广州已经开始有散在的鼠疫爆发了。到了三月，广州城内已经有很多人死于鼠疫了，街道上的店铺大多都已经关门。此时的"花城"广州简直就是一个恐怖的"死亡之城"，全城都人心惶惶。很多人因为家里有人染病，四处求医。可是当他们来到医馆的时候，才发现很多医馆的门口已经贴出了告示，医生已经因故回乡了，他们最后一丝希望也破灭了。其实，这些医生都是畏疫而避而已，他们自知无法治疗，所以纷纷佯称因故回乡。因鼠疫而死的人越来越多，孟飞每天都可以看到出丧的队伍经过，他们的阵阵哭声，刺痛了他的心，使他夜不成寐。孟飞此时才真正明白什么是"父不能顾子，兄不能顾弟，夫不能顾妻，哭泣之声，遍于闾里。""非典"时的情形与此相比，简直是小巫见大巫。

其实早在二月初，孟飞就开始留意到路上有很多死老鼠，扔在那里也没人管，三月份就更多了，而且围满了跳蚤。他早就意识到："路边这么多死鼠，怕是要发鼠疫了。"鼠疫是鼠疫杆菌引起的烈性传染病。临床上表现为发热、严重毒血症症状、淋巴结肿大、肺炎、出血倾向等。临床上有腺型、肺型、败血型及轻型等四型。一般中国南方以腺鼠疫为主，多发于春夏两季，北方则以肺鼠疫为主，多发于夏秋季节。

　　孟飞终于按捺不住了，这天晚上，他闷闷不乐地去集易草庐找萧遥。

　　萧遥见到孟飞便笑道："孟飞兄，什么风把你吹来了？"

　　孟飞说："你还笑得出来，你没留意啊，已经开始发鼠疫了。"

　　萧遥道："这是意料之中的事，'甲午吾粤鼠疫流行，始于老城，渐至西关，复至海边而止，起于二月，终于六月。疫疾初来，先死鼠，后及人。'这是第三次鼠疫大流行。1894 年在广东爆发，并传至香港，经过航海交通，最终散布到所有有人居住的大陆。有报道，广州最后的死亡人数在 10 万人以上，港英政府宣布香港的死亡人数也在两千人以上。"

　　孟飞感叹道："这场瘟疫比"非典"是有过之而无不及啊。为何香港的死亡人数会比广州少这么多呢？"

　　萧遥叹息道："孟飞兄，你有所不知啊。这其中有两个原因，一个是因为鼠疫爆发后，香港有三分之一的人离港返粤；二个是因为香港在发现瘟疫之初，就采取了有力的公共卫生措施。包括集中隔离患病者，火化死者尸体，清洗发现瘟疫的区域等。这些工作，除了靠卫生人员外，还出动了军队和警察来强制执行。"

　　孟飞说："无论何种传染病，消毒隔离都是最重要的。鼠疫是以'鼠→蚤→人'为传播方式的，鼠蚤是主要的传播媒介，肺鼠疫也可由飞沫传播。在这个还没有发现鼠疫杆菌、更不知道用链霉素治疗的年代，广州就如同一座对瘟疫不设防的城市，难怪会死近十分之一的人。"

　　萧遥说："鼠疫在世界上有过很多次大流行，在欧洲叫'黑死病'。估计，中世纪欧洲约有三分之一的人死于'黑死病'。他们之所以要把鼠疫称为'黑死病'，一则，患者的皮肤会因皮下出血而变黑；二则，黑色实际上也象征忧郁、哀伤与恐惧。《十日谈》里就描写了'黑死病'流行时的恐怖情形。鼠疫杆菌是这次鼠疫后，香港人发现的。广州爆发的这场鼠疫是腺鼠疫。你记得我跟你说过《医学衷中参西录》里，张锡纯也记载了他治疗鼠疫的经验吗？他治疗的是肺鼠疫。"

孟飞说："腺鼠疫除全身中毒症状外，以急性淋巴结炎为特征。因下肢被蚤咬机会较多，故腹股沟淋巴结炎最多见，其次为腋下、颈及颌下，也可几个部位淋巴结同时受累。局部淋巴结起病即肿痛，病后2～3天症状迅速加剧，红、肿、热、痛并与周围组织粘连成块，剧烈触痛，病人处于强迫体位。4～5日后淋巴结化脓溃破，随之病情缓解。部分可发展成败血症、严重毒血症及心力衰竭而死。萧遥，我们去告诉大家，这是鼠疫杆菌致病，让官府赶快清理死鼠和尸体吧！"

萧遥摇摇头："孟飞兄啊，你跟官府说什么鼠疫杆菌，人家会相信你吗？此时的广州人是不可能接受你刚才说的消毒隔离措施的。我听说这些公共卫生措施在香港也遭到了强烈的反抗，所以才出动了军警。而且，我们是在梦中，你我都是21世纪的人，我们不能改变历史啊！"

孟飞跺着脚说："我们只能见死不救吗？十万人啊！"

萧遥说："孟飞兄，你莫急，你忘了四大金刚会用升麻鳖甲汤治疗鼠疫吗？"

孟飞长叹道："哎……全靠四大金刚了。"

这些天，孟飞跟着黎庇留也曾治疗过不少的鼠疫病人，很多人症状都非常典型，突然发病，高热、起核、出血。黎庇留尝试用小柴胡汤、白虎汤、三黄泻心汤之类治疗，病情轻的服药后就好了。可是很多病情重的，虽然服药后症状会有所缓解，但很快又加重，病人最后还是死了。

黎庇留面对这么严重的疫情，似乎也有些束手无策。这天，黎庇留带着孟飞去找易巨荪商量，此时谭星缘也已经到了集易草庐。

黎庇留来到集易草庐也顾不得寒暄，便拉着易巨荪和谭星缘说："两位先生，广州在流行鼠疫，你们知道吗？"

易巨荪说："西关病死的人也越来越多了，我也治过几例。这些人都是原来好好的，突然发病，高烧、起核、吐血，三五天便死了。而且跟他们接触过的人也跟着发病，症状相似，也是很快就不治身亡了。到现在，我还拿不准应该如何治疗。"

黎庇留说："我见过几例，也问过一些家属和医生，总的来说，感染鼠疫的病人，其症状大体是立即发热、恶寒、呕逆、眩晕，甚似伤寒少阳病，所以我也曾以小柴胡汤治疗，后来又曾经尝试用白虎汤、桂枝汤、承气汤之类治疗，但终未取效。发病的人病情特别重，发热如蒸笼（高热），眩晕不能起床，目或赤或红或黑，或咽痛，或吐虫，或吐血，与少阳病不同也。有先发热后起核者，有发热即起核者，有发热甚、或病已危而后起核者，亦有始终不起核者。"

谭星缘说："黎先生说的极是，这些病人出核，部位有的在头顶，有的在胁腋，有的在少腹，有的在手足。还有手指足趾起红气一条，上冲而发核者。"

易巨荪接着谭星缘的话说："据我观察，一般先发核的比较轻；热核并发的次之；热甚核发的又次之；病将终发核、或始终不发核的为重。如果按发核的部位，以在头顶、胁腋、少腹的为重，在手足的为轻。'入脏者死，出腑者愈'，脏，心肾也。在心则谵语，神昏直视；在肾则牙关紧闭，失音难治。腑，胃也。在胃虽谵语仍有清醒，时口渴，便闭。"

黎庇留说："易先生观察得太仔细了，现在很多医生要么畏疫而避，要么投以白虎汤之类的方，或是自己乱编一个方，治好了个把轻症的病人，就四处吹嘘，甚至还有登报宣传的，使其他人也争相效仿，哎……还有用针灸按摩治疗的，这样的人操司命之权，此疫如何能救啊？"

易巨荪听了黎庇留的话，在屋里踱了半天，终于开口了："我这些天翻阅了《内经》《千金要方》《外台秘要》等书，觉得鼠疫的表现和阴阳毒虽然不尽相同，但是两证皆极其凶险，而且还有很多相似之处。《金匮要略·百合狐惑阴阳毒病脉证治》：'阳毒之为病，面赤斑斑如锦纹，咽喉痛，唾脓血'，'阴毒之为病，面目青，身痛如被杖，咽喉痛'，阳毒以升麻鳖甲汤治疗，阴毒以升麻鳖甲汤去雄黄、蜀椒治疗。《千金要方》又有岭南恶核、朝发暮死之记载，并载有五香散方，亦以仲师升麻鳖甲汤为主，而以香药佐之。两位先生认为，我们现在见的鼠疫和阴阳毒像吗？"

黎庇留和谭星缘想了一下，如梦初醒，都觉得像。

易巨荪又说："我开始也试过很多的方，效果都不好。前几天我的老朋友，施澜初家的一婢女，外出回来后开始发病，最初起一红点在手指，随即有红气一条上冲手腕，高热寒战，头痛欲裂。来求诊时，病情已经非常重了，如果失治，两三天之内就会毙命。我寻思着，病已至此，就放胆一试吧。我让她用蒲公英、蓖麻、苏叶、片糖捣烂敷核，再拟人参败毒散加升麻、鳖甲、红条紫草、忍冬治疗，升麻用至二两。开始药店的人嫌升麻用量太大，不肯抓药。我说：'但配药无妨，有事我负责。'这才配好了药，结果，她服了两服药就痊愈了。所以今日我才与两位商议，是否能以升麻鳖甲汤治疗鼠疫？"

黎庇留感叹道："易先生果真是深谙仲景之道啊，俗医见其面赤吐血，生地、黑栀、竹茹摇笔即来，见喉痛视为喉证，面青谓其血虚而补血，身痛认为血虚、血瘀，如此治病，当然不会取效。不读仲景书，故不知阴阳毒为何物。"

谭星缘说："头眩，振振欲擗地者，毒气上攻阳位，即面赤面青之变文；胸满或苦痛者，毒气上攻胸腔，即吐脓血之变文；出核而痛者，血凝经络，即身痛如被杖之变文；舌焦大渴，毒由口入熏喉舌，即咽喉痛之变文。此证为毒极而非热极。"

易巨荪说："两位所言极是，我认为升麻鳖甲汤治鼠疫应该是有效的。疫者，天地恶厉之气也。人感毒气，或从口鼻入，或从皮毛入，其未入脏与腑之时，必在皮肤肌腠经络胸膈之间，亦当使之由外而出，故升麻一味为此病要药。仲师故用至六两之重，古之一两即今之三钱又分三服，六两即今之每服六钱。若先用苦寒攻下之药，何异闭门驱盗。及至入脏与腑仍可用升麻鳖甲汤，随症加入各药以收效。"

谭星缘问道："根据《神农本草经》所说，升麻用于解百毒、辟瘟疫，仲师用升麻的有升麻鳖甲汤和麻黄升麻汤两方，这两个方中，升麻都是用来解毒的。升麻鳖甲汤以升麻辟疫为主药，鳖甲佐之，当归入血分，甘草解毒。升麻鳖甲汤用升麻二两，世人惑于升麻不过七分之说，恐我等虽开方，病人却必不敢服，如之奈何？"

黎庇留想了一下说："我们每剂照旧开五分升麻，但是可以自己购买大量升麻，将其研成粗末，包起来赠给病人，嘱煎药时与药同煎。每包为升麻一两三四钱，每一证以二包作一剂煎服，病重的还可以让病人再拿一两包煎作茶喝，这样每天实际服下的升麻就是二三两了。"

易巨荪点点头说："庇留贤弟，此法甚好。"

黎庇留在集易草庐和易巨荪商议以后，便开始尝试用升麻鳖甲汤治疗鼠疫。

这天，一个姓卢的男子抱着一个十岁的女孩来找黎庇留，他一进门就嚷道："黎先生，快救救我的孩子，她昨天开始发高烧，今天一早就开始昏昏沉沉的了，还说胡话。"

黎庇留上前看看孩子，面赤，斑斑如锦纹，流鼻血，咽喉痛，胸闷，烦渴，舌焦。

黎庇留对那个男子说："这是鼠疫，身上必有起核，毒气已入心了。"

卢姓男子着急地说："身上是有核，黎先生，您看还有救吗？"

黎庇留赶紧开了一剂升麻鳖甲汤，并加用犀角清心。他告诉卢姓男子："赶快去抓药。"接着给他一包升麻粉，说："这是药引，你一定要放进药里一块煎，否则不能取效，知道吗？"

卢姓男子连连答应，谢过黎庇留便抓药、煎药去了。过了几天，他回来告诉黎庇留，小孩看完病，午后和夜间就服了两剂药，如是每天服两剂，到了第四天就热退痊愈了，这是后话。

卢姓男子刚走，又有人来请黎庇留去出诊，病人是个姓何的女子，她也是外出后染病，突然头晕昏沉，谵语，发热，大渴。黎庇留按照上面的办法，给她开了三剂药。后来听说，她也是服了三天药就好了。通过自己的实践，黎庇留越来越深信，升麻鳖甲汤是治疗鼠疫的效方。

黎庇留刚从何家回来，萧遥便来请他。

他们来到集易草庐的时候，李受天孝廉和太史公吴秋舫也在那里。易巨荪正在给一个患鼠疫的小孩看病。

这小孩住在龙津桥，姓梁，与易巨荪的老朋友梁镜秋是同族。他前天开始腋下起一核，接着发热恶寒、呕逆、眩晕、口苦、便秘。梁镜秋听说易巨荪曾经治好了不少鼠疫病人，所以介绍他的父亲带他来求诊。

易巨荪嘱他用蒲公英、蓖麻、苏叶、片糖捣烂敷核，又开了大剂四逆散加枳实、芍药、桔梗、紫草、忍冬嘱其煎汤内服。并给他升麻鳖甲散18两，嘱分次加入内服药中同煎。这个病人按照易巨荪的吩咐，连续服了几天药就痊愈了，这是后话。

李受天孝廉见易巨荪看完病，便对易、黎两人说："两位先生，吾粤鼠疫盛行，我听说粤东保甲总局会办委员候补道陈厚斋，观察籍隶皖江，宦游粤海，正当强壮之年。头天赴局办公，毫无疾病，回寓时沾染时疫，次日早起精神稍觉疲困，即饬人赴宪辕请假3天，藉资调养。不料陡然变症，神志昏迷，多方救治，药石无灵，延至是晚4鼓时，溘然长逝。广州城里因鼠疫而死的人已经不计其数了。广州的清平仕绅宋秋生，想要组建十全医局，赠医施药，救治时疫。宋先生让在下和吴太史筹划此事，我们两人素来仰慕两位先生的医名，而且听说两位先生已经治愈了不少鼠疫病人，所以斗胆来请两位先生出任医局的主席。两位先生意下如何？"

易巨荪摇摇头说："李孝廉太抬举在下了，在下乃一介山野村夫，怎能任此要职，主席一职还是黎先生出任为好。"

黎庇留说："易先生德高望重，而且熟读仲景书，这次如果不是易先生，我们怎么会用升麻鳖甲汤治鼠疫呢？除了先生，还有何人能有资格担当此主席一职啊？"

易巨荪推辞道："在下除了看病，平时不问世事，两位又不是不知道，主席一职还是贤弟担任吧。"

黎庇留看易巨荪如此说，也不好勉强，他和易巨荪是多年的朋友，也知道易巨荪生性恬淡，于是说："主席一职还是易先生担任，局中一概琐事由在下打理便是。也请谭先生一同来医局诊病，如何？"

听他这么说，易巨荪不好再推辞，但只是答应做个领衔的主席，并去十全医局任医席一月，每日到医局一时之久，不受诊金。十全医局就这样成立了，他们将如何继续迎战鼠疫呢？欲知后事如何，且看下回分解。

第二十八回：十全医局救危难

上回讲到应李受天孝廉和吴秋舫太史之邀，易巨荪和黎庇留、谭星缘要在十全医局赠医施药，救治鼠疫患者。

此时，广州鼠疫的流行日甚一日，常有宴饮之际，席未终而身已亡，谈笑之余，音尚存而魂已散。

十全医局设在南海学宫附近，即现在的广州米市路一带。一则因为清平仕绅宋秋生在那里有几间空置的房舍；二则此处离集易草庐和崇正草堂都不太远，可以方便两位先生来出诊。

十全医局开张那天，宋秋生和李受天、吴秋舫一早就来了。他对易巨荪、黎庇留和谭星缘深深一揖，说：“吾粤死于鼠疫者已甚众，省中文武大小衙门无不传染，运署最甚，南海次之，刻下书差人役已迁避一空。在下与三位先生虽素未谋面，但早已听闻三位先生是当世大医。现吾粤千万人之性命，就全赖几位先生了。”说完他又深深一揖。

三人连忙还礼，易巨荪道：“宋先生言重，先生心系苍生，鼎力出资，建此医局，乃我辈学习之楷模。救治时疫亦我辈行医者不可推卸之责任也。”

李受天说：“吾粤遭此浩劫，实让人扼腕悲叹。”

吴秋舫说：“在下曾听闻有一户八口之家，一日之内死七人，只存一女孩，不能出备棺衾，致尸骸纵横。一个小偷乘机掩入，向女孩索取银钱，女孩令代筹七人身后事，许以事后将室中所有悉数予之。贼允之，既由市返，则女孩亦已倒毙室中，贼乃放胆搜刮所有，不料未及出门，即染疫毙命。如此恐怖，怎能不让粤人人心惶惶啊。”

萧遥趁着他们说话的时候，拉着孟飞说：“根据一个传教士统计，在阴历三至六月间，广州城中已售出九万具棺木，其中虽然不是全部死于鼠疫，但死于鼠疫者肯定也有很多，且贫民是无力购棺的，所以，我们从售出的棺材数就可以推测因鼠疫死了多少人，怎么能不恐怖？"

孟飞无奈地摇摇头说："我们但尽微薄之力，能救一个是一个吧。"

非常时期，谁也顾不上寒暄、闲聊，大家已经开始各就各位诊病了。

易巨荪看的第一个病人是宝华坊鲍少谷的女儿，十二三岁，平时在卜卜斋（私塾）读书认字，不过这些天卜卜斋已经没人上课了。昨天，她实在太无聊了，便偷偷跑到同学家玩，回家的时候，没顾上吃饭，就回房里睡觉了。开始家长以为她累了，没有留意。今天早上吃早饭的时候，还没见她起床，觉得奇怪，便进房去叫醒她。谁知她已经迷迷糊糊了，冷得直发抖，摸摸她的头，很烫手，而且头顶上有一个鸡子大的核。

鲍少谷看见女儿病成这样，赶紧把她抱出来求医。走到半路听说十全医局今日开张，医局里有能治鼠疫的大医生，所以就跑来了。

他说："先生，小女还有救吗？我昨日真不该让她偷偷出门找同学玩的，我听说这个病已经死了很多人了。"

易巨荪说："令爱这个起核部位是很凶险的，幸好你来得早，而且未误服别药。你按我方法内服和外用结合，应该尚可挽救。有说口渴吗？"

鲍少谷摇摇头。

易巨荪再看看女孩的舌苔，舌苔如常人。

看完，他嘱鲍少谷以蒲公英、蓖麻、苏叶、片糖捣烂敷核，又开了一剂桂枝汤加紫草、忍冬藤各五钱，并特别嘱咐服药后要啜粥温覆令汗出。他还嘱咐鲍少谷说："你先回去，服药后明天早上来复诊。"

接着来的是第三甫的张植臣，他本是易巨荪的襟兄，是开米铺的。虽然市面上很多店铺都已经关门了，他怕街坊无处买米，故仍坚持开铺。七天前，他就开始发热恶寒、头晕、欲呕，并且少腹起一核。他为了不耽误开铺，就近请过几个号称能治鼠疫的医生给他看病，有的用针刀给他治疗，有的用钳刮，还有的给他开了几剂药，都是羚羊、犀角、大黄之类寒凉药和一些草药，谁知服药后，病情越来越重。前两天已经开始意识不清、谵语、手足振。今晨易巨荪的内兄梁瑞阶和张植臣的弟弟张桂南，见势不妙便把他抬到了集易草庐。得知易巨荪在十全医局开诊，又把他抬来了十全医局。

易巨荪问完张植臣发病的情况，又查看了病人，对张桂南说："令兄此病甚重，恐已是命在旦夕。易某不才，恐误其性命。"

张桂南说："易先生，我早知吾兄之病恐怕已是药石难救，今将其性命交托于先生，望先生尽力为之。"

易巨荪见推却弗得，便姑且以十全医局自制的大剂升麻鳖甲汤散，入紫草一两同煎，嘱其赶快服下。

第二天早晨，鲍少谷便抱着女儿来复诊，他告诉易巨荪，按照易巨荪的办法，女孩昨日服药后微微汗出，已经没有那么发烧了，人也清醒了许多。

易巨荪安慰道："这是佳象啊，我见她未有口渴，舌苔如常人，便知毒邪未入里，所以用桂枝汤从营卫以外托之。"说完他又开了一剂小柴胡汤加升麻、鳖甲，照旧用大量升麻（他给了鲍少谷两包升麻粉，告诉他这是药引），嘱一天两服。这个女孩服药后下黑便数次后就痊愈了，这是后话。

紧接着张桂南也抬着他哥哥来了，据张桂南说，他哥哥昨夜服药后已经可以入睡了，今天神志已经渐渐转清，已经可以认人了。

易巨荪上前问张植臣："你认得我吗?"

张植臣说："庆堂贤弟，这次多亏你救了我，大恩不言谢。"

易巨荪说："这是因为你平素行善积德才有此造化，我怎敢居功。"易巨荪见他面色青白，核坚硬如石，于是用酒糟、蓖麻、苏叶加升麻鳖甲散敷核，并用当归四逆汤，以苏梗易桂枝，加紫草、忍冬、竹茹、积实煎汤成去渣，再加入升麻鳖甲散一两煎少顷，嘱一日数服。

又过了两天，张植臣复诊的时候，核已经软了，不过大而红，易巨荪又在原方基础上加北芪五钱，服药后微流恶水而愈。

易巨荪感叹道："核在少腹，毒气最易入肾，此证险症已俱，能够治愈实在是幸甚啊。"

易巨荪看病的时候，黎庇留也没有闲着。

十全医局一开张，就有病人来找他。来的是一个十八岁的漂亮女子，家住小北，家中已经为她择好日子准备下月出嫁。所以前几天，便去庙里祈福。可是她一回来就病了，高热、大渴、谵语、胯下出核，痛甚。家人把她扶到十全医局时，她已经神志不清了。

黎庇留给她开了大剂的升麻鳖甲汤加犀角。他们来诊的时候已经是下午，黎庇留估计他们抓好药、煎好已经是傍晚了。所以他嘱家属，到了四更要给病人再服一剂药。

第二天黎庇留去十全医局前先去看了这个病人，她已经清醒了一半了。黎庇留在原方基础上加了龙骨、牡蛎以养神，升麻加至二两，嘱继续服药。

下午他再去看病人的时候，她已经完全清醒了，升麻仍用二两，并嘱必须早晚各一剂。

黎庇留临走时对家属说："她的病恐无大碍了，明天你们再带她来十全医局复诊吧。"

第二天上午，已经日上三竿了，黎庇留还没见病人来复诊，心里十分着急，病情不会又加重了吧？黎庇留正担心的时候，一个二人小轿停在了医局门口。从轿上下来的就是住在小北的那个年轻女子。她一见黎庇留，便行礼，笑着说："小女子谢过黎先生救命之恩。"黎庇留悬在半空的心终于落地了，他又给她开了些调养的药，叮嘱她回去好好将息。

后来又有一个姓黄的女子来求诊，她是前天开始发病的，发热、大渴、谵语、胸闷、左季肋部痛如掌大，但未起核。

黎庇留道："此妇因曾服苦寒的丸药（如硝黄），三四剂而不下。

寒药引大毒入心，故谵语太重。临走时告诉家属：前之硝黄不下，服此汤气行应下，但核能不下陷，则有可医。"说完，他开了大剂升麻鳖甲汤，升麻用至二两，犀角二钱，嘱其速服，四更再服一剂。

第二天复诊时，家属告诉黎庇留，病人服第一剂药时，症状并未见好转，服第二剂后泻下两次，下后便可以熟睡了。晨起时，神志已经转清了，黎庇留嘱其继服前方。

本以为这个病人已经好了，谁知第三天一早，家属又急匆匆地来告诉黎庇留，病人昨夜又开始谵语了。恐此病难救，已将病人移至厅堂，待殓了。

黎庇留问道："核有下陷吗？病人有气促吗？"

家属说："都没有。"

黎庇留道："没有下陷，也没有气促，应该还未绝望，再服二三剂以尽人事吧。"说完仍开原方，升麻用至三两，犀角用至三四钱，作一大剂。

第四天上午，家属并未来复诊，黎庇留心想："此妇应该是病重身亡了。"到了下午，却见家属把患病的妇人抬来复诊。她神志已经转清，可以坐着说话了，视其舌，鲜润如常。

此时家属告诉黎庇留，此妇之所以会再次出现谵语，是因为他们又给她服了前面的医生给她开的苦寒丸药。后来坚持服了黎庇留开的药，才转危为安。

黎庇留恍然大悟，又开了大剂温补之药给她调理善后。

易巨荪、黎庇留和谭星缘在十全医局每天都要分别看上百个病人，几乎要看到二更才看完。有时候，还有人晚上去他们的医馆求诊。

这天，病人不算太多，所以三位金刚可以坐在十全医局交流经验。

易巨荪说："两位贤弟，经过这些天的观察，可以肯定，鼠疫之证和阴阳毒的病源是无异的。"

黎庇留和谭星缘连连点头。

黎庇留说："经先生点拨，我亦以升麻鳖甲汤治好了很多例鼠疫的病人。此方确实是核疫的克星。其实据我观察，核疫、红丝疔、鼠疫都是同一病证，即仲师之阴阳毒也。非大剂升麻不能取救，升麻的用量，当随病情的加重而酌量增加，否则病重药轻，厥疾弗疗。"

易巨荪说："时疫治法，前人用人参败毒散、达原饮、防风通圣散等方，粤人患疫核，医者照法治之无效。我们根据亲自观察鼠疫的症状，将仲圣欲言未言之旨，尽为补出，实大快事也。"

易巨荪、黎庇留和谭星缘终于找到了对付鼠疫的办法。可是死神依然在他们身边肆虐，他们将如何度过这段黑暗的日子呢？欲知后事如何，且看下回分解。

第二十九回：鼠疫中医当救星

上回讲到易巨荪、黎庇留、谭星缘三人认为升麻鳖甲汤是治疗鼠疫的验方，他们在十全医局用此方已经治好了很多鼠疫病人。

不过，死亡之神依然在对鼠疫不设防的南粤大地肆虐。如医家李钟钰记载："予当光绪甲午年需次粤东，初见斯病。其时省垣医生鲜知其病所由来，但名曰核症，而无从考其核之所由起，或从温治，或从凉治，十死八九。"在广州，真正知道如何治疗鼠疫的医生，并不是很多。所以十全医局的名医能治鼠疫的消息，很快就在广州城里不胫而走了。十全医局每天都被挤得水泄不通。

这天一个女子被家人抬着来十全医局求诊，此妇姓陈。昨日和丈夫争吵，赌气离家，谁知回来之后就开始寒战、高热、眩晕、呕吐、口渴，易巨荪掀开她的衣服，见足大趾有红点小粒，红气上冲至髀，少腹下约二寸处有一核。

易巨荪问家属："此妇月事如何？"

家属说："近日月事不通。"

易巨荪对家属说："这是鼠疫无疑，若能依我之法服药，尚有一线生机。"

家属说："还请先生尽力而为。"

易巨荪开了大剂的四逆散，加紫草、竹茹、桔梗，并予大剂升麻鳖甲散料，嘱加入汤药同煎，一日两服，并嘱次日复诊。

后来易巨荪堂弟的妻子冯氏也来求诊，她的症状和陈妇相似，寒战高热、呕吐眩晕，而且还有一核在髀。不过她与陈妇不同的是，其小便痛如刺，并有血随小便而下，辛苦异常。

易巨荪嘱其先以升麻鳖甲散一两泡茶，再按热入血室处理，用小柴胡汤去参夏，轻用生姜加紫草、桃仁、红花、枳实、白芍煎服，明日复诊。

第二天，冯氏先来复诊，她告知易巨荪，服药后月事得通，已无发热了。易巨荪见其症状已经好转，嘱继服前方善后。

冯氏走后，陈妇也来复诊了。她的症状也减轻了许多，但仍有发热，易巨荪复用四逆散，加桃仁、红花、紫草、竹茹、花粉，并仍用升麻鳖甲散如前。第三日复诊时，陈妇的月事也通了，再无发热。

萧遥在一旁见易巨荪诊此两妇，皆在月事得通后痊愈，十分不解，于是便问易巨荪。

易巨荪道："此证多是毒入血分，治妇人以通月事为上乘，**即仲师升麻鳖甲汤用当归、鳖甲亦从厥阴着眼，厥阴肝藏血故也。故月事得通，毒从血解而愈。**"

萧遥恍然大悟："师傅对仲师之法如此熟稔，弟子心悦诚服。"

易巨荪瞪他一眼又说："仲师又有赤小豆当归散治脓已成者，**亦即此意。**但散不能急办，每见有核已成脓者，便嘱其以赤小豆一两、当归尾二两，浓煎代茶，并将竹茹、苏梗、红花、紫草、钩藤、蒺藜、归须、忍冬等通经活络凉血之品，随症加入。"

易巨荪正和萧遥说话的时候，几个衣衫褴褛的男子，抬着一个妇人来求诊。一个男子说："先生，求您救救内人吧。我住龙津桥二约横巷，与先生曾是邻居，姓孔。内人数日前得病，寒战、高热、眩晕、呕吐、腹痛，并有一核在髀，当时孕已足月矣，因家贫，无钱求医。得病二日，即产一女，产女后，病势更重，谵语，不识人。现闻先生在十全医局诊病，赠医施药，所以来求诊。要是内人有什么好歹，我和我那褓褓中的孩子真不知该怎么办了。"

易巨荪一边劝慰他："此证后或核在小腹多死，不过我看尊夫人还有救。"一边给他拿了18两的升麻鳖甲散，嘱每日煎服此散一两半。并嘱先不要吃饭，先吃粥。家属按易巨荪的嘱咐每日服药。数日后**此妇已经可以食姜醋了，半月后精神已如平时，这是后话。**

这天易巨苏诊完病去找黎庇留，此时黎庇留处还有病人。

来找黎庇留的人姓张，是从香港回来广州避疫的，谁知他们回到广州没几天，他们家的女眷就一个个都发起核来。他的长女起一核如绿豆大，疼痛难忍，如红丝疔，部位在脐下，黑气大如钱。次女则长两核在颈的两边，所以张某急来找黎庇留。黎庇留照例开了升麻鳖甲汤，并给了他十几包升麻粉，让他煎与二女分服。此二女服药后，很快就好了，这也是后话。

黎庇留看完病便对易巨苏说："易先生，我听刚才那个病人说，鼠疫已经流行到香港了，很多人都从香港乘船返粤。谁知，广州的鼠疫比香港更厉害。"

易巨苏说："这是百年少有的瘟疫流行啊。如果是卒起即牙关紧闭、直视失音、昏不知人，则顷刻即死，此又非人力所可挽救者。入脏即死，我们虽有仲师奇方，奈之何哉？"

黎庇留说："疫者，天之所以罚恶人、劝善人也。先生通阴阳之秘，穷脏腑之原，此方一出，人事既尽，天道反无权矣。"

易巨苏说："夫善祸者，天理之常也；好生恶杀者，仁人之心也。设有人于此陷于水深火热之中，必问其为善人为恶人而后救之，必非人情也。况病有在脏与在腑之不同，即药有能治不能治之各异，则是以其可治者尽其道于人，其不可治者仍归其权于天，如是而已。"

易巨苏长叹一声，又说："庇留贤弟，我最近夜读仲景书，有些想法，想和贤弟说说。"

黎庇留说："易先生又有新发现啊，在下洗耳恭听。"

易巨苏说："仲师以百合、狐惑、阴阳毒合编，以其皆奇恒病，异流而同源者也。在下见鼠疫病人有吐虫者，大渴引饮，嘱其朝服升麻鳖甲汤，暮服白虎汤送乌梅丸而愈。亦见有病愈后起居坐卧不安，语言错乱而为百合病者，予按百合法治之而愈。"

黎庇留点点头："先生所言极是。"

易巨苏、黎庇留、谭星缘三人，就这样一边治病，一边研究，在这场鼠疫中治好了很多人。从此，坊间便有了"省港大鼠疫，中医当救星"之说。

到了六月，疫情终于控制下来了。

这天，孟飞和萧遥相约来到白云山，希望"天南第一峰"的美景，可以使他们在这场苦战之后充分放松。

他们沿着山路来到白云寺，萧遥告诉孟飞："白云寺是'广州碑林'的前身，这个寺庙在抗日战争中已经被捣毁了。'广州碑林'总面积16000平方米，摆置了碑刻近300块，收集了部分历代名士、现代诗人、书法家歌颂岭南风光、歌颂羊城、歌颂白云山的诗词、书法佳作。其中比较有名的有李时郁所作、傅家宝所书的一首诗《摩星岭独坐诗》：'独坐摩星岭，回看几百峰，斜飞银瀑布，削出玉芙蓉，纵日乾坤里，腾身霄汉中，方壶知不远，云外度疏钟。'"

孟飞问萧遥："白云山除了白云寺还有能仁寺吧此外还有白云松涛、松涛别院、桃花涧、梅花谷、明珠楼、水月阁、黄婆洞休闲茶廊、回归林等著名景点。"

萧遥说："对啊，白云山可以说是广州这座历史文化名城里的一颗璀璨的明珠。俗话说'不登白云山，不算到广州城，不登摩星岭就不算到白云山'。我们去摩星岭'一览众山小'吧。"

在摩星岭上，萧遥对孟飞说："甲午期间四大金刚用升麻等药治鼠疫，确实救活了很多人。我曾经见到报道说：'黎庇留谓治疗百人中得生还者约有七八十，谭星缘则云只有百分之六十，而其他医生，或不敢用其方法，或用而不当，总之治验之成绩，不如黎、谭远甚'。很多人都以为救治鼠疫的是黎庇留和谭星缘，其实不然。"

孟飞接着他的话说："萧遥，你说得对啊。是易先生遍读典籍，发现鼠疫的症状与阴阳毒相似，大家才知道可以用升麻鳖甲汤重用升麻治疗鼠疫的。"

萧遥说："易先生生性恬淡，不问世事，很多事是都是黎、谭二公出面办的，所以世人才会有此误解。我曾在《杏林广记》中见到这样的记载：'某年谭次仲（谭星缘的侄子）方十八岁，在广西读书，适当地鼠疫流行，其家男仆赴墟归来，即倒地呻吟，不及半小时，便口发谵语及吐血，两大腿内侧之淋巴核肿大。谭氏之父也是儒医，即处升麻鳖甲汤，用升麻一两，每日吃二剂。第二日，诸症便渐渐消失。后来清洁屋宇，在卧室地板之内，发现有四头死鼠，柴房也有六头死鼠，因急作迁居之计。谭次仲之母，忽又染此症，情状和前患病之仆相似，其父因亲情影响心理，不敢投以这些药物，其母竟告不治'。呜呼，又是一个'若是他人母，必用白虎汤'。"

萧遥停了一下又说："你记得我跟你讲过的《医学衷中参西录》转载时贤刘蔚楚《遇安斋证治丛录》中的一段医话吗？这段医话应该指的就是此次疫症流行。"

孟飞想了很久终于想起来了："这场疫症引发了中医术界与西医的一段纷争：'前约二十年（即清朝末季）香港鼠疫流行，沿门阖户，死人如麻，香港西医谓中医不识治疫，请港政府禁绝中医，各中医求东华院绅联谒港督华民政务司，请选西绅院绅十人为监督，将病疫者发授中、西医各半，表列成绩，不尚空谈，一考，中医治效超过之，西医不服，二考，平均以百分计，西医得三十余分，中医竟超过六十分，中医赖以保存。'由此可见'省港大鼠疫，中医当救星'，此话说得一点也不过分。"

萧遥说："孟飞兄，你看这白云山的景色真美啊。明清的羊城八景中，白云山占其三：'蒲涧濂泉、景泰僧归、白云晚望'。多想长留此间啊。孟飞兄，你知道吗？那位号称'长沙再生，仲景后身'的'陈一剂'，死后便葬在广州白云山的鸡颈坑上。"

孟飞听萧遥这么一说，想起了那位意气风发的经方魁首。

萧遥见孟飞在那里愣神，便拍了拍他，说："孟飞兄，想再去见证一下陈伯坛是如何看病、著书、授徒的吗？"

孟飞点点头。他们又将如何见证陈伯坛看病、著书、授徒呢？欲知后事如何，且看下回分解。

第三十回：儒医名声震南粤

上回讲到萧遥要和孟飞一起见证陈伯坛是如何看病、授徒、著书的。他们从白云山下来，便又来到番禺书院找黄先生。

寒暄之后，萧遥对黄先生说："得先生帮助，我们二人可以在四大金刚身边侍诊，十分感激。这些天，我翻阅了很多书，想利用睡眠周期中浅睡眠向深睡眠过渡的时候，进行穿越。我们想再去亲眼见证一下，陈伯坛是如何看病、授徒、著书的，如此才不虚此行啊。"

黄先生说："你这个想法很好，我来给你们护法。"

于是，萧遥便在黄先生的帮助下催眠了自己和孟飞。孟飞又掉入了无边无际的时光隧道，醒来时，萧遥正在他身边。

孟飞问萧遥："我们这是在哪里啊？"

萧遥说："1898 年（光绪二十年），两广总督谭钟麟的府邸。"

孟飞很奇怪，我们不是去看陈伯坛吗，跑到谭钟麟的府邸来做什么？

萧遥见他心生疑窦，便解释道："我们的这次穿越和以前不同，这次我们可以见到其他人，其他人是见不到我们的。谭钟麟是晚清名震一方的正一品大官，于 1895 年至 1899 年任两广总督，住在广州。谭钟麟患外感，此时，他已经派人去请陈伯坛了，很快陈伯坛就会到了。"

孟飞这才明白是怎么一回事，萧遥的鬼点子真多啊。

萧遥又告诉孟飞："两广总督可不是一个小官，你看这府邸的排场就知道了。两广总督的正式官衔为'总督两广等处地方提督军务、粮饷兼巡抚事'，是清朝九位最高级的封疆大臣之一，总管广东和广西两省的军民政务。林则徐、张之洞、曾国荃、李鸿章等都当过两广总督。"

萧遥停了一下，又哈哈大笑起来，他说："以前广州人总是管不听话、调皮捣蛋、无王管（王法也管不了）的小孩叫'制军'（'制军'、'制台'是总督的通称），可能就源出于此吧。"

孟飞听他这么一说，也笑了。

等了一会，只听见府里面当差的喊道："陈伯坛陈先生到。"两人顺着声音看过去，陈伯坛果然来了。他一脸严肃，但神情中又显露出十足的自信，穿一件黑色笔挺的长衫，头发梳得非常整齐。

他们跟着陈伯坛进了谭钟麟的书房。谭钟麟是个七十多岁的老头，三缕长须，干瘦干瘦的，儒雅而不失威仪。

陈伯坛见到谭钟麟便恭恭敬敬地行礼："在下新会陈伯坛，见过制台谭大人。"

谭钟麟拱一拱手说："陈举人免礼，老夫久仰陈举人的大名，今日一见，器宇轩昂，果然是人中俊杰啊。这次老夫请陈举人来，是因为不慎感染风寒，经诸多名医诊治，未见起色。友人常说，陈举人治病，一剂便愈。故特意请陈举人过府。老夫之病，就有劳陈举人了。"

陈伯坛恭敬地作了个揖，说："谭大人太抬举在下了，在下才疏学浅，大人之病，在下唯有尽吾所能以治之。敢问大人，染病多久了？"

谭钟麟说："我上月外出巡视，彻夜批阅公文，连日劳累后，不慎染病，至今已一月矣，虽曾请过很多名医诊治，均未见效。"

陈伯坛又问："大人玉体欠安，敢问有何不适？"

谭钟麟说："恶寒，时不时有汗出。"

陈伯坛早在进门时便留意到，虽时值初夏季节，谭却穿着棉衣，而且汗出涔涔。听谭钟麟这么一说，陈伯坛心里更有底了。他恭敬地上前切脉，脉浮弱，他已经可以完全肯定，谭钟麟是太阳中风桂枝汤证。

当时时兴看病后要写脉论，陈伯坛诊毕，二话不说，当即提笔，写了一篇近千言的脉论。

谭钟麟学富五车，而且读过些医书。他拿脉论一看，见陈伯坛开的是桂枝汤，心里就有点不高兴了。但他见陈伯坛的字"点画秀美，行气流畅"，又素来听说陈伯坛的文笔亦甚好，便抱着姑且一看的心理，细读了陈伯坛的脉论。脉论写道：

"岁在戊戌五月初三，不才陈伯坛请得制台谭大人脉色：六脉浮弱，缘视民情而形劳，阅公文而彻夜，遇虚邪每不察，逢贼风于不慎，经缠绕兼旬，虽时值初夏，汗出涔涔尚厚衣重裘；虽头项强痛、发热翕翕却口不见渴。屡服荆防银桑，未收寸功，又或曰暑用菁蒿，却诸证有加。仲师明训：乎太阳中风，阳浮而阴弱，阳浮者热自发，阴弱者汗自出，啬啬恶寒，淅淅恶风，翕翕发热，鼻鸣干呕者是也。仲圣以啬啬淅淅翕翕六字，实已形容俱在，盖恐人非共见太阳之开，特借观皮毛之阖以形容之，时而毛窍啬啬也，阖而静者也，则恶风之寒。时而毛窍淅淅也，阖而动者也，则恶寒之风。啬啬淅淅之不已而翕翕也，乍阖而乍开，旋静而旋动，觉热从风发，非从寒发也。吾谓太阳尤受手太阴之赐也，肺之合皮毛也，主使皮毛之阖者，肺为之。宁开窍于鼻者，亦肺为之。无如吸入多而呼出少，通塞有声而鼻鸣也。方用桂枝汤，正合其宜也……"

洋洋洒洒写了一大篇，处方之后，又详录服药之将息法……

谭钟麟身边的随从，听说陈伯坛开的竟然是桂枝汤，皆哗然。有人问陈伯坛："陈举人，没有人告诉过你，总督大人曾经服过三分桂枝便流鼻血了吗？你切切不可用桂枝呀。"

陈伯坛说："友人曾告诉在下此事。"

随从摇摇头："那你开九钱桂枝，总督大人必不敢服。总督大人若是动怒，你不怕获罪吗？"

陈伯坛笑而不答。

谭钟麟看完陈伯坛的脉论，拍案叫好，他笑道："陈举人果然是名不虚传，阁下的脉论，洋洋千言，合乎经旨，句句真知灼见。怪不得先生会名满广州城啊！陈举人，医者皆道桂枝温热，你为何敢用九钱桂枝？"

陈伯坛说："总督大人，桂枝证当服桂枝汤。若按仲师之意，用桂枝、生姜配以甘草、大枣之甘润，芍药之酸敛，服药者必不会再感此药温燥难耐了。"

谭钟麟连连点头。

萧遥对孟飞说："谭钟麟对陈伯坛十分信服，煎服此剂一饮而尽，次日就痊愈了。陈伯坛用大剂量桂枝汤治好谭钟麟的病以后，一时名声大噪起来，'陈一剂'的名号也传遍了整个广州城。"

看着陈伯坛离开谭钟麟的府邸后，萧遥对孟飞说："孟飞兄，我们去下一站吧。"语毕，他又催眠了孟飞。

他们的第二站是 1905 年，也就是光绪三十一年。这一年，陈伯坛治愈了另一任两广总督岑春煊病重的母亲和儿子。岑春煊对他十分器重。同年，这位两广总督在广州创办了两广陆军军医学堂（后称广东陆军军医学堂），礼聘陈伯坛任中医总教习、中医主任。1924 年陈伯坛又于广州芳草街创办了"广州中医夜学馆"，兼任该馆主任。他还常到广东省早期的中医学校——广东中医药专门学校等处授课。

孟飞再次醒来时，他和萧遥就在这个"广州中医夜学馆"里。

此时大概是傍晚时分，陈伯坛还没来，学馆里有四五十个学生，他们正一边读《伤寒论》，一边等陈伯坛。"太阳之为病，脉浮，头项强痛而恶寒。""太阳病，发热汗出，恶风，脉缓者，名为中风。"学生们读得非常起劲。

萧遥告诉孟飞："自从看好了谭钟麟的病，陈伯坛不但在广州城里名声大噪，不少港、澳患者也慕名上门求医。还有很多业医者登门求教、拜师。这个学馆是陈伯坛的弟子鞠日华、程祖培发起创办的，陈伯坛日间应诊，晚间就在此授《伤寒》课。"

孟飞想起了当日和陈伯坛的谈话，能明了仲景真意的医生实在太少了，使更多人掌握仲景用药之法，是陈伯坛的理想，他的理想终于实现了。

萧遥对孟飞说："来上课的多为执业医生，利用业余时间来求深造的，学馆里日日座无虚席。我们今天也当一回深造的学生吧。"

萧遥正说着的时候，陈伯坛来了。此时他42岁，依旧留了招牌式的八字胡，脸上多了许多皱纹，穿着一件黑色的长衫，手上拿着一本讲义。

学生们一见陈伯坛进来，便站起来行礼，陈伯坛示意他们坐下。

萧遥说："孟飞兄，你看见那本讲义了吗？这就是其著作《读过伤寒论》的前身。"

陈伯坛进门首先问道："诸位，还记得我说的话吗？我们应该如何读仲景书啊？"

学生们齐声回答道："不剥削、不阿附、不随便敷衍、不拾人唾余。"

陈伯坛满意地点点头："好，我们开始上课吧。"

陈伯坛今天讲的是小柴胡汤，学生们都屏息静听。

萧遥对孟飞说："孟飞兄，你看这个穿灰衣服的是鞠日华，是'广州医学卫生社'的发起人，他后来与陈伯坛合撰了《伤寒门径》（即《伤寒读法与伤寒门径》）一书，作为广东光汉中医专门学校的讲义。这个穿蓝衣服的是程祖培，他本是西医出身，由于仰慕陈伯坛而投其门下，他后来在中山石岐以中医名世，有"程阔斧"之称。新中国成立后，受邀到广州中医学院任教，有《程祖培先生医学遗著》存世。里面坐着的还有钟耀奎、区励庵、陈鉴人、陈仲明等，他们以后都是省港两地的名医。"

陈伯坛讲了一阵小柴胡汤，长叹一声，说："我们做医生要有医德仁心，把病人的苦楚视作自己的痛苦，应该用速效主治方使病者早日恢复健康。不要像一些庸医对病人施不着边际的轻淡之剂以拖延时日，增加病人痛苦以博取更多的诊金。你们知道我为什么叫'陈大剂'吗？其实不是因为我开药药量特大，我看病，如果是一两剂能好的，就给病人开一两剂药。如果需要长期服药的，我有时会开几十剂药，以免病人反复来就诊这么麻烦。他们见我的病人很多时候都会配一大堆药，所以就叫我'陈大剂'。他们怎么知道，这一大堆药，病人是要吃个把月的。"

学生们听了哈哈大笑。

萧遥对孟飞说："你记得《经方实验录》里的那位服炙甘草汤的唐君吗？姜佐景说陈伯坛用药'动以两计，大锅煎熬'，其实不然。以前我跟你说过的那张陈伯坛的小柴胡汤的处方，虽柴胡用八钱，全方也不过七八味，何须大锅煎熬？陈伯坛用药确实是大剂果敢，但应重则重，宜轻则轻，视病情而定，绝不会刻舟求剑。"

此时，学生陈仲明说："先生操手犹越人之望齐侯，视死别生，触目了然，若非才高识妙，岂能臻此？"

陈伯坛听他这么一说，也哈哈大笑起来。

陈伯坛又说："诸位，我们要想治好病，一定要多读书，边读书边思考。我再给大家讲一个笑话，从前有个读书不求甚解的黄绿医生（黄绿是发霉的颜色，黄绿医生就是指只懂一点点医学知识，半吊子又不负责任的那些发霉的医生），有一次一个病人来诊病，病人主要是气虚咳嗽痰多。病人问他：'大夫啊，我是什么病啊？'那个医生说：'是则痰。'病人很疑惑地看着他。大家猜一下，'则痰'是个什么病？"

学生们也大惑不解。

陈伯坛笑着说："那个医生一本正经地说，经云：'气虚则痰生'。"

学生们听他这么一说，都笑了。

陈伯坛又笑着说："心肝脾肺肾，终日无人问；心肝脾肺肾，日入几千钱。"学生们听了，又笑得前仰后合。

萧遥对孟飞说："陈伯坛讲课还真是生动有趣。孟飞兄，你也曾跟陈伯坛出过诊，一定学到不少本事吧。你知道吗？陈伯坛此时的名气已经相当大了。他的很多门人在行医时，常常标榜'陈伯坛授徒某某'字样，以示'高徒出自名师'，以此招徕患者。广州名医郭梅峰不是也号称私淑陈伯坛吗？"

等陈伯坛上完课，萧遥和孟飞便跟着他回家。孟飞本以为，忙了一天的陈伯坛，回家就应该休息。谁知陈伯坛一回家，便进了书房。他的书房里堆满了各种与《伤寒论》有关的医学著作。陈伯坛一进书房便坐在那里，在灯下一边翻书，一边修改讲义，此讲义也就是日后的《读过伤寒论》。

萧遥告诉孟飞："《读过伤寒论》凡例中写道：'是书底稿曾为学堂讲义，当日临时起草，涂改甚多，都由门人陈仿周誊正后随即印刷。每节复备载喻嘉言、黄元御、陈修园三家注式一一加以批驳，特三家编次各殊，则由友人梁佩赓门人何筱明为之汇录，又由门人赵景明绘三阴三阳图十二幅以公诸同学'，'久之又觉玄草未尽惬心，虽再三易之不为烦，且宜割去三家注驳'，可见陈伯坛是倾注了全部的心力才编成此书的。"

看着陈伯坛坐在那里一动不动的背影，孟飞非常感动，'一支好笔解伤寒'，这真不是一件容易的事啊。看着看着，孟飞的眼睛都湿润了，迷迷糊糊间他又掉进了无边无际的时光隧道。后面会发生什么故事呢？欲知后事如何，且看下回分解。

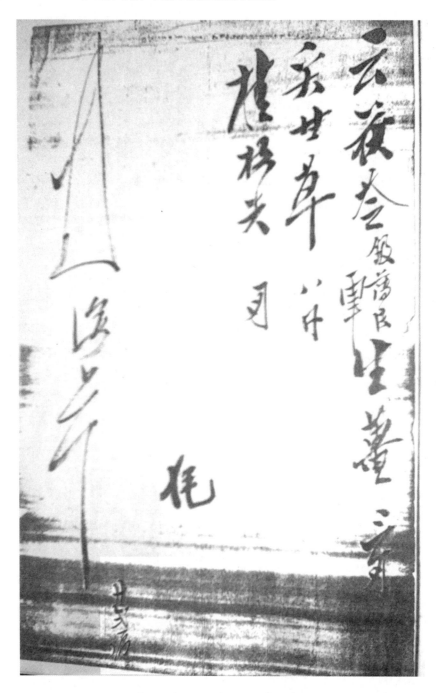

陈伯坛先生处方手迹：茯苓甘草汤

第三十一回：医星陨落香江城

上回讲到萧遥和孟飞见证了陈伯坛治愈两广总督谭钟麟的外感，并见证了他办学、著书的辛苦。

此时陈伯坛正在他的书房里专心著书，他早已剪掉了辫子，乌黑的头发已经变得斑白，他比以前也更加发福了，不变的是他依然留着招牌式的八字胡，穿着黑色的长衫。

突然有两个佣人在他的窗外吵架，不小心将湿淋淋的抹桌布摔在了他的脸上。两个佣人吓得愣在那里，不知道说什么好。谁知陈伯坛并没有发怒，笑着说："你们知道我看书看得头晕眼花，来给我提神哪?"说完继续自己的工作。

萧遥说："粤语有一句口头禅'他正一陈伯坛（百弹）!'伯坛与百弹谐音，'弹'即批评、评论。意思是这个人什么事都批评一番，不好相处。我看，陈伯坛其实是个非常和善的人。不过能让人把自己的名字当作口头禅的医生，恐怕也只有陈伯坛一人，足见他的名字在广州深入民心。"

孟飞感叹道："陈先生对人总是很好的，无论对病人还是家人，总是态度温和而且宽容。"

此时，有人通报，陈伯坛的一个友人来拜访。

陈伯坛整理了一下衣服，到前厅相迎。

友人一进门便拱手道："陈兄别来无恙，小弟知陈兄平时事忙，不敢打扰，心中却是十分挂念啊。"

陈伯坛把他引入客厅，分宾主落座，奉上香茶。

喝过茶，陈伯坛道："贤弟，你我久未谋面，不知贤弟近日在忙些什么事？"

友人道："小弟正筹办一药局，不过只怕新开的药局，没有老主顾支撑场面，恐难维持。所以冒昧与陈兄商量，可否借兄长大名，以作招徕。兄长若肯助我，我愿给一份红股，并送兄长小汽车一部。小弟素知兄长傲骨，但小弟也是不得已而为之，求兄长念及你我交情，鼎力相助。"

陈伯坛听了，当即斩钉截铁地说："我行医以济世活人为宗旨，拿我作招牌做生意，断断使不得。"

友人素知陈伯坛的脾气，也不敢纠缠，只好无奈地告别离开。

友人走后，陈伯坛又踱回书房，继续伏案。过了大约一炷香的时间，外面有人送来一张拜帖。

这张拜帖是请陈伯坛去看病的，落款的署名是唐绍仪。

孟飞感到有些奇怪，便问萧遥："这唐绍仪是何人，请医生看病还送拜帖？"

萧遥笑道："孟飞兄，你有所不知，唐绍仪是珠海唐家湾人，少年时留学美国，他曾代表清政府参加过很多外交谈判，是近代第一位致力于收回海关控制权的人。民国初年，他坚持'拥袁共和'的方针，是民国第一任内阁总理，他还参加过护法运动，是当时有名的政治活动家。这次唐绍仪因故回广州，得知其外侄孙病了，所以特地请陈伯坛去看。"

陈伯坛见是唐绍仪来请，自然不敢怠慢。他整理了一下衣服，便出门了。以前广州做官的人一般都居住在东山一带，西关一带则聚居着商人、名伶和医生，唐家自然也在东山。

唐家是一座三层的小洋楼，经门房通报后，陈伯坛被带到了客厅，唐绍仪正在那里等他。

唐绍仪见陈伯坛进来，便站起来，笑道："陈先生，辛苦了，唐某有失远迎。"

陈伯坛连忙拱手道："唐先生，言重了，陈某一介山野村夫，怎敢劳驾先生相迎。敢问府上是何人抱恙？"

唐绍仪道："是我的外侄孙陈国创，他卧病已经很多日了，素闻先生医名，故请先生来看。"说完，唐绍仪把陈伯坛领到了陈国创的房间。

陈国创告诉陈伯坛："唐先生经常不在家，我住在唐家，替先生照看房子。半月前开始两足强直，能伸不能屈，至今已经卧床不起多日了，实在是痛苦难当。"

陈伯坛仔细地察看了他的神色，见他面色苍白，额头上点点汗珠，脉按之弦涩，对其证已经猜到几分，他问道："你还有其他不舒服吗？"

陈国创说："还有阵发性头痛，吃不下，睡不好，小便少而涩痛，大便也很多天没解了。"

陈伯坛听完他的话，便胸有成竹了，他说："《内经》云：'诸暴强直，皆属于风'，风伤及筋，筋伤至骨，膝者筋之府，节者骨之关，伸为阳，屈为阴，所谓太阳不至，屈伸不利，现两足能伸不能屈，此阴阳相持于膝下，邪正相搏于膝上，背强而掣其胸，腰强而掣其腹，所谓邪入于输，腰背乃强，胃不和则食不下而卧不安，且肾开窍于二便，前阴不消水，溺淋痛甚至额汗出，后阴无谷之可消，何来大便？则二便不能受气于肾行使通利之职责可知。"

唐绍仪说："陈先生分析得十分透彻，想必先生已有良策。"

陈伯坛说："治之之法，病在上应取之下，病在下应取之上，病在中傍取之，取腹之两旁不如取腰之两旁。腰肾有少阴之枢在，应以急封阴枢为第一要着。《金匮要略》水气篇又有'师曰：寸口脉迟而涩，迟则为寒，涩为血不足。趺阳脉微而迟，微则为气，迟则为寒。寒气不足，则手足逆冷。手足逆冷，则营卫不利。营卫不利，则腹满肠鸣相逐。气转膀胱，营卫俱劳。阳气不通则身冷，阴气不通则骨疼，阳前通则恶寒，阴前通则痹不仁。阴阳相得，其气乃行，大气一转，其气乃散，实则矢气，虚则遗溺，名曰气分'。此病，当服大剂四逆散并加云苓利小便。"

第三十一回 医星陨落香江城

225

说完，他开了重剂的四逆散加云苓。

他临走前还再三嘱咐陈国创："此病可治，你不必过于忧心，明日将有转机。但你服药后，须谨记吃热粥取汗，否则汤药难以取效。"

陈国创按照陈伯坛的嘱咐一一照办，果然，服药后遍身微似有汗，小便通利清长，并解大便一次，两膝亦能屈伸，而且能吃又能睡了。

第二天，陈伯坛再去看陈国创的时候，见二便已通，便嘱仍进前方，但去云苓，陈国创服药后遍身仍有微汗出，病情继续好转。

第三天，陈伯坛往诊，见陈国创己二便通调，便转而治"痉"，道："《金匮要略》曰：'身体强，几几然，此为痉'，今日可径直用瓜蒌桂枝汤矣"，并断言："得喷嚏者解。"

次晨，陈国创竟一连打了五个喷嚏，打完喷嚏后顿觉通体清爽，精神康复，身体强直得以缓解，唯余身体疼痛。陈伯坛又曰："仲景云：'发汗后，身疼痛，脉沉迟者，桂枝加芍药生姜各一两人参三两新加汤主之。'"遂书与新加汤一剂。陈国创服药后已能起步，但未能久立。陈伯坛又先后开了甘草附子汤、甘草干姜汤继续调养，以善其后，陈国创的病，终于痊愈了。

萧遥对孟飞说："陈伯坛的处方用药，堪称机缘法活，这就是典型的'观其脉证，知犯何逆，随证治之'。"

孟飞点点头，猛然醒悟到："陈伯坛此案，初用四逆散，继用瓜蒌桂枝汤，后用新加汤，但自始至终都贯穿着芍药甘草汤啊！如果不是深得仲景用药要诀者，是不可能如此机缘法活的。"说完两人相视一笑。

萧遥道："徐灵胎在《伤寒类方》自序有'盖方之治病有定，而病之变迁无定，知其一定之治，随其病之千变万化。而应用不爽，此从流溯源之法，病无遁形矣。'我们遣方用药，当须谨守仲景之意，又不能刻舟求剑。"

唐家的人皆赞叹陈伯坛医术高明、料事如神，唐绍仪对陈伯坛的医术亦心悦诚服。后来，他特地撰写了《恭颂陈伯坛先生以经方愈病之神速》一文，登报以示感谢。

20 世纪 20 年代，广州军阀盘踞，治安不靖，当时驻扎在广州的滇军军长范石生听闻陈伯坛收入甚多，便以借饷为名，勒索巨款，加上医馆因马路扩建而必须面临拆迁，陈伯坛便决意迁往香港，在上环文咸东街某药材店二楼门诊开业，并亲手写了"陈伯坛寓"的招牌挂上。

在陈伯坛医寓门口，孟飞留意到那里赫然写着："门诊一元，出诊十元"的字样，便问萧遥："为何涨价了？"

萧遥说："陈伯坛到港的第二天，新闻界即以头版新闻报道，这位名满广州城的'陈一剂'，到了香港名声更大了。开业后洋人商贾、政界名流等，求诊者日增。故而诊金收费也做了调整，不再是以往的两毫了，增为门诊一元。但行医宗旨不变：'富者多取而不伤，贫者减免而受惠'，对贫者的诊金还是减免的。你看他正在看的这个病人。"

陈伯坛正在给一个老人家看病，这个时候陈伯坛 60 岁上下，已经略显老态了，不过还精神矍铄，依旧穿着黑色的长衫。病人操一口新会口音，衣着虽算干净，却十分褴褛，一看就知道是贫苦人家。

陈伯坛给老人看完病，老人家正准备给诊金，陈伯坛却说："老人家，我们是同乡，算起来您还应该是我的长辈，诊金就免了，您以后有什么头痛脑热，尽管来找我，当我是您的子侄就可以了。"

老人十分感激地说："陈医生，你好人有好报啊。"

萧遥对孟飞说："陈伯坛对贫困者减免诊金，对乡亲也减免诊金，他还喜欢听恭维话，有些看病的人恭维他几句，他也减免诊金。幸好他病人多，要不然这么开医馆，没两天非倒闭不可。"

此时又有一个中年男子来看病，他主要是心悸，一劳累心就怦怦直跳，心跳发作的时候便会胸闷、头晕。

陈伯坛凝视了一下病人，打了脉，便说道："'脉结代，心动悸'，吃我的药便可，不必担心。"说完便开了一剂炙甘草汤。

病人拿了处方，谢道："陈医生，我这个心悸的病已经三四年了，每年都来香港找您看一次病，坚持吃您的药，现在已经好多了，太谢谢您了。"

萧遥问孟飞："你认得这个病人吗？"

孟飞摇摇头。

萧遥说："这就是姜佐景笔下的每年买舟来香港找陈伯坛看病的唐君。陈伯坛在香港的名声越来越大，经常参加中西医的会诊，不少西医感到束手无策的病人，他几剂中药便救治过来。有些病人，他判断为不治之症，必死无疑，结果又应验了。大量的病例使他在三十年代的香港，成了医学界的传奇，连当时港英卫生当局也深深钦佩他的医术，派人用其处方，买了很多包中药，进行化验研究，可惜的是，受当时水平所限，未能化验出结果。后来，港英卫生局向他要相片，说是寄到伦敦去，要宣传中国有一位了不起的中医师。可能此时陈伯坛的名声也传到上海，所以曹颖甫和姜佐景才会在《经方实验录》里记录了这个医案。"

萧遥说完便拉着孟飞离开了"陈伯坛寓"，来到伯坛中医学校，伯坛中医学校是陈伯坛晚年独资创办的，学制为六年，还是以那本《读过伤寒论》为主要教材。

走进伯坛中医学校，萧遥感慨地说："卢觉愚曾经指出：'陈（伯坛）宗法仲景，隐以继承道统为己任。数十年来，讲学授徒，门弟子散处粤、港、澳各地者千百人。'陈伯坛除了自己救治了很多病人以外，他对于仲景之学在岭南的传播也是有很大贡献的。新中国成立后，广州市政府还曾在广州文化公园专题展览他的事迹。"

孟飞接着他的话说："我们新会就有伯坛纪念学校，为纪念中医名人建的纪念学校，在国内是绝无仅有的。学校里有座陈伯坛的塑像。"

萧遥说："著名学者左霈与陈伯坛同为甲午科举人，他曾为陈伯坛赞写题词：'恂恂其貌，休休其容，壮领乡荐，文坛之雄，精研术，救世为衷，伤寒金匮，阐幽发蒙，继长沙之绝学，开百粤之医风，是为万家生佛，蔚成一代师宗。'"

他们信步走到学校的教务室，陈伯坛正和一个中年男子在交谈。

萧遥告诉孟飞："这个正和陈伯坛交谈的是彭泽民，他参加过南昌起义，起义失败后到香港，以行医为掩护，继续从事革命活动。新中国成立之后，他曾任中央人民政府国务委员、农工党副主席、全国侨联副主席、中国红十字会副会长等职务，还是中国中医科学院第一任名誉院长。"

彭泽民说："这些年，我得先生教诲，获益良多，先生在港十余载，活人无数，港人莫不惊先生医术之神奇。我曾听闻香港一度痘疹流行，西医按疮疡从外治疗痘疹，一见灌浆，即加洗刷，由是十不一生。先生却用中药内服（尤喜用膨鱼鳃），救治者多获全活，由是名噪香江。"

陈伯坛笑道："泽民啊，名不名噪对我并不重要，为医者重要的是执业济世。为师垂垂老矣，而今最大之心愿便是可以把仲圣之学传播开去。"

彭泽民说："先生多年来日间诊病，夜间著书，还要授课，实在太辛苦了。您老人家要注意休息，像现在这样广收生徒，来者不拒，身体会吃不消的。"

陈伯坛说："泽民啊，为师现在最大的愿望就是得天下英才而教育之，不广收生徒，仲景之学何以传播？"

彭泽民点头说："先生所言极是，弟子就是很好的例子。1927年大革命失败后，弟子随八一起义军抵粤东，诸同志以余年事略长而体弱，劝余留港。然岁月漫漫，非有所业，难以久居，余幼年曾习方书，旅马来西亚时，服务于矿工场，工人每罹病疫，余试为之诊治，辄能奏效。久之体会日多，人遂以余为知医，劝余藉医作久居计。然余虑术未精，踌躇未能决。后来得遇先生，余与先生语余所学。先生笑曰：君所学者皆庸俗方书，未足以问世。果有志于斯，可尽弃所读书，来从余学。时先生方设伯坛中医学校于香港，余乃趋往执弟子礼。暇侍先生诊病，凡历六载，无问风雨寒暑，自度所学，确有所获。若非先生，弟子致死亦终不得知仲圣之真意。"

彭泽民又说："先生的《读过伤寒论》面世后引起业界的轰动，很多人都争相购买、传抄，先生的一番心血没有白费啊。"

陈伯坛笑道："为师著此书的目的是使世之为医者，自今伊始，其未读《伤寒》者当读《伤寒》，其已读《伤寒》者当读过（这是广州话，意思是再读一次）《伤寒》。但是书非集注体裁，无一句敢取材于注，但求与仲圣之言诠相吻合。注伤寒无异于删伤寒。且寻绎《内》《难》《伤寒杂病》已不暇，何暇搜罗各家之学说，记载各家之姓名？"

陈伯坛停了一下又说："虽然是书羞与注家为伍，难保将来无批驳是书之人，则非我而当者，吾师也。苟是我而无当，正如搔痒不着之誉扬，非真是我者也。彼未读过《伤寒》，于我无加损也。"

萧遥对孟飞说："徐灵胎《伤寒类方》自序曰：'不知此书，非仲景依经立方之书，乃救误之书也。''当时著书，亦不过随证立方，本无一定之次序也。'注家以一己之见，而注《伤寒》，诚如陈伯坛所说'注伤寒无异于删伤寒'。"

离开伯坛中医学校，萧遥和孟飞来到1938年夏、陈伯坛于香港九龙深水埗大南街23号的寓所。此时陈伯坛76岁，已经病得很重了。他躺在床上正和女儿在交谈。

陈伯坛的女儿说："父亲，您今日好些了吗？您要好生将息啊。"

陈伯坛微微一笑："为父自知不久于人世，不过生老病死乃不可违背之规律，你们亦不必过于悲伤。不过，前几日看的那个病人，我本可以医好的，可惜我不能继续为他治疗了……"

陈伯坛的女儿说："父亲，您会长命百岁的，以后还可以看好很多病人。"

陈伯坛长叹一声，念道："'紫气东来青锁宅，黄云西接白沙乡。'"

陈伯坛早年在新会老家用上等坤甸木建了一间青砖大屋，他念的就是他为这宅子做的门联。他多年来忙于诊务，还从未回过故乡、在这房子里住过一天。陈伯坛的女儿听见他念起这副门联，知道父亲是在思念故乡，便说："等父亲好些，女儿陪您回家乡好好看看。"

陈伯坛点点头，若有所思地望着远方。

1938 年 5 月 26 日，这位经方魁首永远离开了人世，为纪念他的功绩，各界人士联合在香港孔圣会礼堂，隆重举行追悼会，出殡时很多曾经被陈伯坛治好的病人都自发出来沿途路祭，以表哀思。陈伯坛最后葬在白云山鸡颈坑。

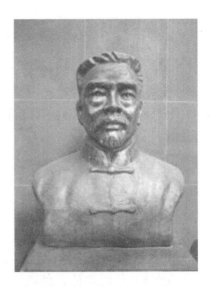

"双眸初倦夜方阑，皓首穷经笑互看。岭海流风元不忝，冈州清气得来难。人如麟角光医史，书似骊珠扫异端。信否南阳曾复活？一枝好笔解伤寒。"萧遥和孟飞不约而同地念起了已故广州市名老中医吴粤昌为纪念陈伯坛写的诗。

迷迷糊糊间他们又掉进了无边无际的时光隧道。欲知后事如何，且看下回分解。

恂恂其見休休其容
壯領鄉薦文壇之雄
精研方術救世為東
傷寒金匱闡幽發蒙
繼長沙之絕學開百
粵之醫風是為萬家
生佛蔚成一代師宗
英畦先生
年愚弟左霈題圖

第三十二回：杯酒间忆怀明师

上回讲到萧遥带着孟飞又进入了时光隧道，他们醒来时已经回到了番禺书院。

黄先生一直守在他们身边，见他们醒来，黄先生问道："两位，你们的南柯一梦，可有收获？"

孟飞还想着陈伯坛的死，心中未免有些唏嘘，他见黄先生这么一问，定了定神，说道："谢谢先生成全。"

黄先生道："老夫能结识两位，本是机缘，不过'梁园虽好，不是久留之地'。到现在，你们两位在19世纪的旅程也该告一段落了。老夫早已为两位备好了送行酒，我们一醉方休。"

孟飞更加怅然，他敬了黄先生一杯，无奈地说：晚辈得到黄先生和萧遥兄的帮忙，遇见四位明师，万分感激。在下开始时欲拜易先生为师，易先生却不允；后来想拜黎先生为师，终未敢开口；再后来得遇陈先生，不过因太匆忙，又不及开口。在下得几位明师，悉心教导，并未报答，不曾想我和几位先生的缘分竟然这么浅，这么快就要不辞而别，实在是不舍，亦不安啊。"

黄先生笑道："孟飞，有缘不在于是否能相聚，你可知道四大金刚最大的心愿是什么？"

孟飞答道："传扬仲景之道，希望更多的人能够学会如何用仲景方治病。"

萧遥拍拍孟飞的肩膀，敬了黄先生和他一杯，说道："孟飞兄，你还不明白啊？有人的地方，就有江湖，用经方的时候，四大金刚就会出现在你的身边。你虽未执弟子之礼，但心中能视几位先生为师，记住他们的教诲，实践从他们那里学来的东西便已足够。"

孟飞这才恍然大悟：虽在梦中，自己也算是四大金刚亲炙的弟子了，如此奇缘，使自己在歧途中重新找回自我，找到"方证对应"这把开启经方之门的金钥匙，可算是胜读十年书。

　　酒过三巡，黄先生说："仲景之学至唐而一变，现今能真正明白仲师真意、用经方治病的医生实在是不多了。要不然黎庇留先生也不会以'振兴医风，换回国命'为座右铭。"

　　萧遥已经有几分醉意了，他听黄先生这么一说，便站起来道："黄先生，其实历代善用经方者也不乏其人，这个黄先生都知道，在下也不必一一枚举了。在21世纪，近年又开始了经方热，孟飞兄，你说是吗？"

　　孟飞道："各地经方医学方兴未艾，已经办了多个经方网站，出版了大量经方书籍，还有大小的经方班……"

　　萧遥说："大小的经方班都座无虚席，从这点我们就可以知道人们对经方的热情了。越来越多的人为经方的处方严谨以及疗效显著所折服。孟飞兄，你不就是其中一位吗？"

　　黄先生动情地说："陈伯坛弘扬经方的梦想能够延续下来，实在是可喜可贺！"

　　那位慈祥长者的面庞，仿佛又出现在孟飞和萧遥的眼前，他们的眼眶湿润了。

　　孟飞喝得有点醉了，迷迷糊糊间又跌入了无边无际的时光隧道。

　　浑浑噩噩间，他耳边不断响起黄先生的话："梦解南国仲学亦步亦趋非虚幻，笑谈四大金刚宜古宜今真巨擘。"

　　他醒来时，萧遥早已经醒了，正在给他做早饭。见他醒了，萧遥冲他一笑："孟飞兄，昨夜睡得可好？你的梦中所见，无非是我平日读四大金刚医案时的所思所想而已。"孟飞冲他会意地一笑。

　　吃过早饭，辞别萧遥，孟飞继续回到会场参加急诊年会，他又回到了正常的生活轨道。可梦中的一切早已刻在了孟飞的心中，在纷扰、浮躁的世间，只有静下心来，你才能发现身边闪光的东西，他知道自己以后应该做一个怎样的医生了。

第三十二回　杯酒间忆怀明师

后　记

治《伤寒》之学，始于晋唐，盛于宋金，成于明清。其间有维护旧论者，执言不可随意妄加订改；有以经释论者，远离临床，未必切用；有主张错简重订者，囿于六经传变，把伤寒、杂病断然分开。历朝所注，何止百家，然一家有一家之伤寒，一家有一家之仲景。唯清·徐大椿认为仲景当时著书，亦不过随证立方，本无一定次序也。"盖方之治病有定，而病之变迁无定，知其一定之治，随其病之千变万化。"其实，着眼于仲景处方用药规律的探讨，才能真正把《伤寒》学活。而经方医案更是医家掌握仲景处方用药规律的实际体现。综观历代经方家医案，不论其所持何种说理，最终不离"方证对应"。所以清·周学海云："宋后医书，惟案好看，不似注释古书多穿凿也。"

章太炎说得好："中医之成绩，医案最著，欲求前人之经验心得，医案最有线索可寻，寻此钻研，事半功倍。"岭南伤寒派"四大金刚"所传世之医案，同样具有这个特点。他们的医案无过多的说理，言简意赅，只叙脉证便言方治，使我们能直接感受到他们是如何辨方证的。其案中之遣方用药，则充分体现出经方家的风格。窃以为欲彰岭南经方，最捷径者，莫如从其医案入手，而非熟稔仲景之书者又颇难神会，始有注释其医案之愿。然若旁征博引，则每易犯强注强解之忌。至阅及易巨荪《集思医案》中有一段写道："庇留以孝生员兼大国手，精伤寒金匮，为吾粤诸医之冠，厥后善悟，之二君者，与予心性之交，每于灯残人静、酒酣耳热之际，畅谈灵素论略之理，意思层出，足以补前贤所未逮。"再观书中又有与庇留同诊者多案。故知传闻四大金刚常聚而切磋医学，所言有据。遂萌将其医事逸事串成小说之想，比之注释医案更易引人入胜也。

　　去岁腊月与吾徒何莉娜谈及此想，心有灵犀，立即动笔，一鼓作气，将余平日之言论融入书内情节之中，历三月而稿成。所谓"言论"者，无非以仲景原文理解各案，不敢作强注，此实非注释之注释也。同时，所历所梦所论者，实属己见，疑幻疑真、见仁见智而已。故第三十二回大结局借萧遥之语说："你的梦中所见，无非是我平日读四大金刚医案时的所思所想而已。"

　　本书成书过程中，承蒙余之师姐、陈伯坛之外孙女袁衍翠提供珍贵史料并勘误补漏。又得师兄陈建新主任自开始至稿成予以关注支持。更得到广州中医药大学经典临床研究所所长、伤寒论教研室主任李赛美教授赐序。更蒙国医泰斗邓铁涛老题词并书名以鼓励。藉此书将要付梓之际，仅此鸣谢。

黄仕沛

2012 年 8 月 1 日　于穗调琴书屋